Dipl. oec. troph. Kathi Dittrich
Prof. Dr. rer. nat. Claus Leitzmann

Bioaktive Substanzen

Neuentdeckte Wirkstoffe
für Ihre Gesundheit

Natürlicher Schutz vor Krebs,
Herz-Kreislauf- und anderen
Stoffwechselerkrankungen

In welchen Lebensmitteln sie vorkommen
und wie wir sie nutzen können

≡ **TRIAS** THIEME HIPPOKRATES ENKE

Anschriften der Autoren:

Dipl. oec. troph. Kathi Dittrich
Breiteweg 1
35415 Grüningen

Prof. Dr. rer. nat. Claus Leitzmann
Institut für Ernährungswissenschaft
der Universität Gießen
Wilhelmstraße 20
35392 Gießen

Umschlaggestaltung:
Cyclus · D + P Loenicker, Stuttgart

Textzeichnungen:
Friedrich Hartmann, Nagold

Lektorat:
Uta Spieldiener

Die Deutsche Bibliothek –
CIP-Einheitsaufnahme

Dittrich, Kathi:
Bioaktive Substanzen : neuentwickelte
Wirkstoffe für Ihre Gesundheit ;
natürlicher Schutz vor Krebs, Herz-
Kreislauf- und anderen Stoffwechsel-
erkrankungen ; in welchen Lebens-
mitteln sie vorkommen und wie wir sie
nutzen können / Kathi Dittrich ; Claus
Leitzmann. [Textzeichn.: Friedrich Hart-
mann].–Stuttgart : TRIAS Thieme
Hippokrates Enke, 1996
NE: Leitzmann, Claus:

Gedruckt auf chlorfrei
gebleichtem Papier

© 1996 Georg Thieme Verlag,
Rüdigerstraße 14,
70469 Stuttgart
Printed in Germany
Satz und Druck:
Druckhaus Götz GmbH,
71636 Ludwigsburg
(CCS Textline, Linotronic 630)

ISBN 3-89373-358-2   1 2 3 4 5 6

Neu entdeckt: Bioaktive Substanzen in Lebensmitteln

Neu entdeckt: Bioaktive Substanzen in Lebensmitteln

Eure Lebensmittel sollen Eure Heilmittel sein.

Hippokrates

Seit Jahrhunderten ist bekannt, daß bestimmte Lebensmittel und Heilpflanzen sich positiv auf unseren Körper auswirken. So lindern Kümmel und Fenchel Magen- und Darmbeschwerden, und Knoblauch wird zur Heilung von Wunden eingesetzt. Chemiegläubige Wissenschaftler bezweifelten jahrelang die Wirkung dieser Pflanzen. Da sie sich nicht erklären konnten, welche Stoffe in den Pflanzen vorhanden sind und wie sie wirken sollten, taten sie diesen, seit vielen Generationen beobachteten Nutzen als Humbug und Einbildung ab. »Placeboeffekt« lautet das Schlüsselwort der konventionellen Wissenschaft für alles, was sich mit dem gegenwärtigen Wissen nicht erklären läßt. Doch im Falle der Wirkstoffe aus Pflanzen haben sich viele gründlich geirrt.

Ballast, der schließlich keiner war

Bis vor wenigen Jahrzehnten glaubten die Lebensmittelforscher noch, alle erforderlichen Stoffe gefunden zu haben, die für die menschliche Ernährung von Bedeutung sind: Kohlenhydrate, Fette, Proteine, Vitamine, Mineralstoffe und die mehrfach ungesättigten Fettsäuren Linolsäure und Alpha-Linolensäure. Sie wurden kurzerhand als essentielle Nährstoffe bezeichnet, was bedeutet, daß sie zum Leben notwendig sind und mit der Nahrung zugeführt werden müssen, da der Körper sie nicht selbst herstellen kann.

Doch bereits bei den Ballaststoffen geriet diese Definition ins Wanken. Die unverdaulichen Pflanzenstoffe galten jahrzehntelang als schädlich und als Ballast für den Körper. Daher wurde offiziell empfohlen, sie möglichst aus der Nahrung zu entfernen, z. B. durch das Schälen des Getreidekorns bei der Herstellung von Auszugsmehlen. Erst in den 60er Jahren dieses Jahrhunderts kam der englische Arzt Dennis Burkitt auf die Idee, daß diese Stoffe möglicherweise eine gesundheitsfördernde

Wirkung ausüben. Bei seinen langjährigen Aufenthalten in Afrika hatte er beobachtet, daß Afrikaner wesentlich mehr Ballaststoffe aßen und seltener an Dickdarmkrebs und anderen Darmerkrankungen litten als Europäer. Später bestätigten zahlreiche Studien die positiven Wirkungen der Ballaststoffe. Dabei zeigte sich, daß diese Stoffe auch vor einer Reihe anderer Erkrankungen vorbeugen können wie Diabetes mellitus (Zuckerkrankheit), Verstopfung und andere. Obwohl sie nicht im ursprünglichen Sinne essentiell sind, weil sie vom Stoffwechsel nicht direkt benötigt werden, sind sie für unsere Gesundheit dennoch langfristig unentbehrlich. Sie werden daher mittlerweile in einem Atemzug mit den lebensnotwendigen Stoffen genannt.

Den sekundären Pflanzenstoffen auf der Spur

Mit den Ballststoffen waren die Ernährungsforscher jedoch noch lange nicht am Ende ihrer Weisheit angekommen. Neue Untersuchungsergebnisse der letzten Jahre lüfteten ein weiteres Geheimnis aus der Pflanzenwelt: Stoffe aus Obst, Gemüse, Getreide und Hülsenfrüchten können vor Krebs und Herz-Kreislauferkrankungen schützen. Diese sogenannten sekundären Pflanzenstoffe waren unter Wissenschaftlern keineswegs unbekannt, und Botaniker beschäftigten sich schon seit langem mit den Verbindungen, die im Stoffwechsel der Pflanze eine wichtige Rolle spielen. Es handelt sich um Farb- und Aromastoffe, Wachstumsregulatoren, natürliche Schutzstoffe gegen Schädlinge, Fraßgifte und viele andere mehr. Die Pflanze bildet diese Stoffe, um sich vor Feinden in der Natur wie Insekten, Bakterien und Pilzen zu schützen bzw. Nützlinge anzulocken und damit ihr Überleben zu sichern. Der Zusatz »sekundär« besagt, daß diese Verbindungen im Gegensatz zu den Hauptnährstoffen erst an zweiter Stelle des pflanzlichen Stoffwechsels gebildet werden, im sogenannten sekundären Stoffwechsel.

**Essentielle Nährstoffe und bioaktive Substanzen
in unseren Lebensmitteln:**

Essentielle Nährstoffe:
– alle Vitamine
– viele Mineralstoffe
– acht Aminosäuren
– mehrfach ungesättigte Fettsäuren, Linolsäure
  und Alpha-Linolensäure

Bioaktive Substanzen:
– Ballaststoffe
– sekundäre Pflanzenstoffe
– Substanzen in fermentierten Lebensmitteln

Vom Giftstoff zum Nutzstoff

Auch in der Ernährungswissenschaft waren die sekundären Pflanzenstoffe kein unbeschriebenes Blatt. Sie galten jedoch überwiegend als ungesund und wurden sogar als »Anti-Nährstoffe« bezeichnet. Ein vorschnelles Urteil, wie sich später herausstellte. Da einige der sekundären Pflanzenstoffe schädlich oder sogar giftig für den Menschen sind, hatte gleich die ganze Stoffgruppe ihren schlechten Ruf unter Ernährungswissenschaftlern weg. So enthalten rohe Bohnen giftige blausäurehaltige Verbindungen und grüne Kartoffeln das toxische Solanin. Der Mensch hat allerdings im Laufe seiner Entwicklungsgeschichte gelernt, mit diesen Giftstoffen umzugehen. So werden grüne Bohnen nur gekocht gegessen und unreife, grüne Kartoffeln aussortiert oder grüne Stellen herausgeschnitten. Dadurch lassen sich die Giftstoffe weitgehend entfernen. Andere genießbar erscheinende Naturprodukte, wie z. B. die leuchtend roten Beeren der Eibe, werden aus der Erfahrung heraus gar nicht erst probiert. Oft ist die Konzentration der Giftstoffe auch so gering, daß körpereigene Enzyme diese unschädlich machen können. Sie stellen daher heute für unsere Gesundheit keine aktuelle Gefahr dar.

Einige dieser als problematisch eingestuften Stoffe haben sich im Nachhinein sogar als nützlich erwiesen. So war von der Phytinsäure, einer in Hülsenfrüchten und Getreide vorkommenden Substanz, lange Zeit nur bekannt, daß sie die Ausnutzung von Nährstoffen verschlechtert. Das galt ebenso für Enzyminhibitoren, also für jene Stoffe, die die Wirkung bestimmter hochaktiver Enzyme blockieren. Mittlerweile haben Wissenschaftler jedoch herausgefunden, daß diese zunächst negativ erscheinenden Effekte durchaus positiv sind, zum Beispiel in der Krebsabwehr.

Vorbeugung vor Krankheiten

In ihrer einseitigen Betrachtungsweise haben Ernährungswissenschaftler jahrzehntelang nur die negativen Wirkungen der sekundären Pflanzenstoffe auf den Menschen wahrgenommen und untersucht. Daß diese Stoffe auch nützlich sein können, glaubte zunächst kaum jemand. Vertreter der Naturheilkunde und der Vollwert-Ernährung, die solche gesunderhaltenden Stoffe schon seit Jahren in den Pflanzen vermuteten, stießen bei ihren Kollegen auf Unverständnis und Kritik.

In den letzten 10 bis 20 Jahren änderte sich jedoch das Image der sekundären Pflanzenstoffe. Insbesondere die Krebsforschung wies darauf hin, daß sich in Gemüse und Obst noch mehr verbergen müsse, als nur Vitamine und Mineralstoffe. Verschiedene Studien kamen zu dem Ergebnis, daß eine obst- und gemüsereiche Ernährung einer Krebserkrankung vorbeugen kann. Ein Wissenschaftlerteam aus Mailand beispielsweise ermittelte, daß Italiener, die viel grünes Gemüse und Obst essen, seltener an bestimmten Krebsarten insbesondere des Verdauungs- und Harntraktes erkranken, als solche, bei denen Gemüse und Obst nur selten auf den Tisch kommt. Allein mit den essentiellen Nährstoffen ließ sich diese Wirkung nicht erklären. Also forschte man weiter und stieß auf die sekundären Pflanzenstoffe. Als die Wissenschaft erst einmal in diese Richtung gelenkt wurde, konnte sie einen Erfolg nach dem anderen melden. Nicht nur im Einsatz gegen Krebs zeigten sich die Stoffe aus den Pflanzen erfolgreich, sie wehren auch Bakterien, Viren und Pilze ab, stärken unsere Abwehrkräfte, senken den Blutdruck und die Blutfettwerte und verhindern Blutgerinnsel (s. Tab. 1). Um diese Wirkungen auszunutzen, muß man gar nicht lange suchen, denn der heimische Gemüsegarten bietet eine reiche Auswahl an Obst und Gemüse, die reich an sekundären Pflanzenstoffen sind.

Tab. 1   Bioaktive Substanzen und ihre Wirkungen

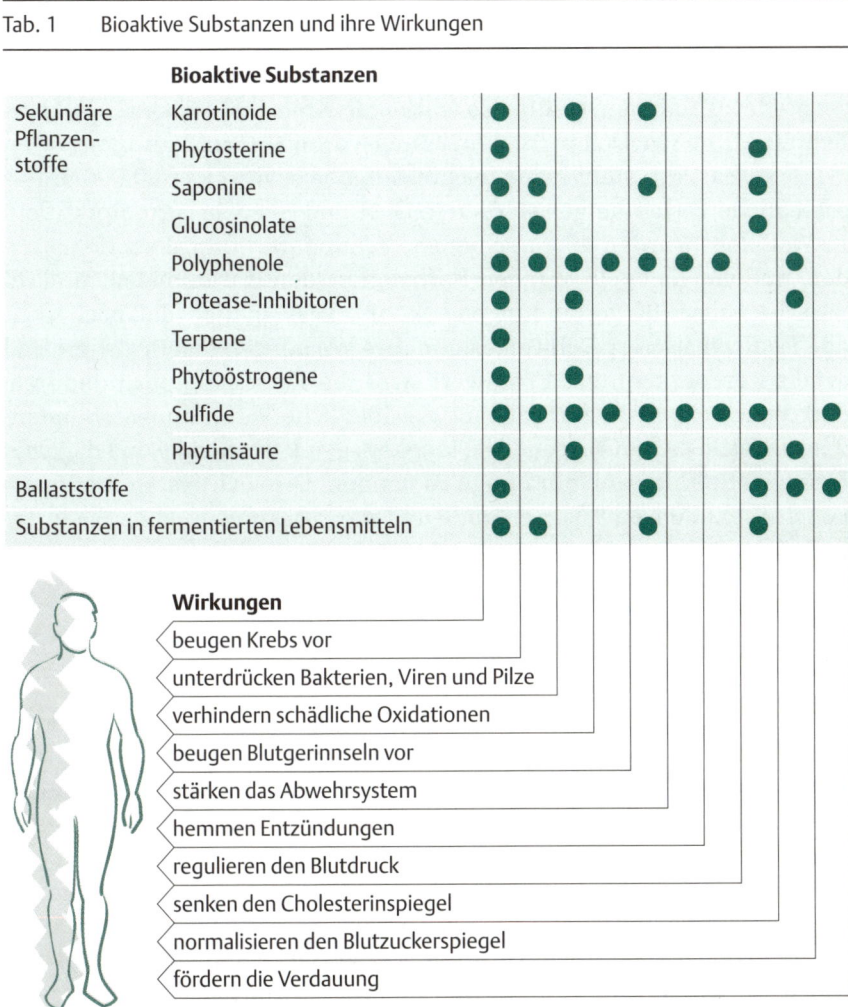

	Bioaktive Substanzen	beugen Krebs vor	unterdrücken Bakterien, Viren und Pilze	verhindern schädliche Oxidationen	beugen Blutgerinnseln vor	stärken das Abwehrsystem	hemmen Entzündungen	regulieren den Blutdruck	senken den Cholesterinspiegel	normalisieren den Blutzuckerspiegel	fördern die Verdauung
Sekundäre Pflanzenstoffe	Karotinoide	●		●		●					
	Phytosterine	●							●		
	Saponine	●	●			●			●		
	Glucosinolate	●	●						●		
	Polyphenole	●	●	●	●	●	●	●		●	
	Protease-Inhibitoren	●		●						●	
	Terpene	●									
	Phytoöstrogene	●		●							
	Sulfide	●	●	●	●	●	●	●	●		●
	Phytinsäure	●		●		●			●	●	
Ballaststoffe		●				●			●	●	
Substanzen in fermentierten Lebensmitteln		●	●			●			●		

Viele aus der Naturheilkunde überlieferte Wirkungen ließen sich jetzt erklären und erhielten ihre wissenschaftliche Bestätigung und Anerkennung. Unter den Bezeichnungen Phytochemikalien, Chemopräventoren oder pharmakologische Substanzen sind die sekundären Pflanzenstoffe derzeit die Renner in den Entwicklungslabors der Pharmaindustrie.

Die Erforschung der biologisch aktiven Substanzen ist jedoch bei weitem noch nicht abgeschlossen, sondern gerade erst im Anfangsstadium. Um endlich hinter weitere Geheimnisse der sekundären Pflanzenstoffe zu kommen, stellte das Nationale Krebsinstitut der USA kürzlich 50 Millionen Dollar für Forschungsvorhaben zur Verfügung. Den Wissenschaftlern steht keine leichte Aufgabe bevor. Über 20.000 unterschiedliche Verbindungen werden in Obst und Gemüse vermutet. Allein in Weißkohl wurden 49 verschiedene sekundäre Pflanzenstoffe gefunden, und von den gelb-orangen Farbstoffen, den Karotinoiden, sind inzwischen über 600 Verbindungen bekannt. Verständlich, daß noch nicht alle Pflanzenstoffe, geschweige denn ihre Wirkungen dokumentiert und erfaßt werden konnten. Erschwert wird die Forschung auch dadurch, daß es sich chemisch um ganz unterschiedliche Verbindungen handelt, wie die fettlöslichen Terpene, die langkettigen Polyphenole und die ringförmigen Sulfide – um nur einige zu nennen. Die wichtigsten Stoffgruppen der sekundären Pflanzenstoffe und ihre Wirkungen sehen Sie in Tabelle 1.

Milchsäurebakterien wirken bioaktiv

Nicht nur Stoffe aus den Pflanzen wie Ballaststoffe und sekundäre Pflanzenstoffe haben sich als wichtig für unsere Gesundheit erwiesen. Auch bei Milchsäurebakterien sind die Ernährungsforscher fündig geworden. Sie sind in milchsauer vergorenen Milchprodukten wie Joghurt und Dickmilch oder in fermentiertem Gemüse wie Sauerkraut enthalten. Die im Herstellungsprozeß zugesetzten aktiven Mikroorganismen nutzen die Kohlenhydrate aus Gemüse und Milch und wandeln sie in die erfrischende Milchsäure um. Diese Säure sorgt dafür, daß die Milch fest wird und daß Sauerkraut und Joghurt nicht so schnell verderben. Zudem gibt sie diesen Nahrungsmitteln den typisch pikant-säuerlichen Geschmack. Ihre wohltuende Wirkung auf Magen und Darm ist schon länger bekannt; daß Milchsäurebakterien aber auch gegen Krebs, insbesondere gegen Dickdarmkrebs, aktiv sind, wurde erst in den letzten Jahren entdeckt.

≡ Bioaktive Substanzen – was zählt dazu?

Unter dem Begriff bioaktive Substanzen werden alle gesundheitsfördernden Stoffe in Lebensmitteln zusammengefaßt, die nicht als Nährstoffe, d. h. zum Aufbau von Körpersubstanz dienen. Der Name weist darauf hin, daß sie in unserem Körper eine biologische Aktivität ausüben. Zu den bioaktiven Substanzen zählen die Ballaststoffe, die sekundären Pflanzenstoffe und Substanzen in milchsauervergorenen Lebensmitteln.

Da der Mensch diese Stoffe seit Jahrmillionen mit seiner Nahrung aufnimmt, tragen sie wahrscheinlich seit jeher zu unserer Gesunderhaltung und Leistungsfähigkeit bei. Möglicherweise ist der Mensch so an diese Stoffe gewöhnt, daß eine Veränderung unserer Kost, wie sie in den letzten hundert bis zweihundert Jahren stattgefunden hat, zwangsläufig zu Krankheiten führen mußte. Obwohl wir heute weitgehend alle essentiellen Nährstoffe in ausreichender Menge aufnehmen, fehlen uns möglicherweise sekundäre Pflanzenstoffe, die uns über Jahrmillionen zur Verfügung standen, denn der Anteil an pflanzlichen Lebensmitteln in unserer Nahrung ist heute wesentlich geringer als früher. Mit einer vollwertigen Kost nehmen wir zwar ausreichend sekundäre Pflanzenstoffe auf, doch der Durchschnittsdeutsche ernährt sich leider nicht vollwertig. Dies wäre eine weitere Erklärung dafür, wieso Menschen in den reichen, im Überfluß lebenden Industrieländern so stark von Zivilisationskrankheiten betroffen sind.

So schützen und heilen bioaktive Substanzen

Damit es komme nicht zum Knaxe,
erfand der Mensch die Prophylaxe.
Doch lieber beugt der Mensch, der Tor,
sich vor der Krankheit, als sich vor.

Eugen Roth

 ### Schutz vor freien Radikalen

Radikale gibt es nicht nur in der Politik; auch die Chemie kennt radikale Elemente. Ihr Ziel ist es zwar nicht, unsere Gesellschaft zu zerstören, dafür wollen sie aber unseren Körperzellen an den Kragen. Etwa 10.000mal am Tag wird jede Zelle von freien Radikalen und reaktiven Sauerstoffverbindungen angegriffen. Herzinfarkt, Krebs, Grauer Star, Erkrankungen des Nervensystems und vieles mehr können die langfristigen Folgen sein. Was sich jedoch so gefährlich anhört, ist dennoch ein ganz alltäglicher Vorgang, der zum Leben gehört wie das Atmen. Da die agilen Radikale praktisch überall vorkommen, können wir ihnen gar nicht aus dem Weg gehen. Sie werden sogar bei ganz normalen Stoffwechselabläufen von unserem Körper selbst gebildet. Zusätzlich gelangen sie über die Nahrung und die Luft in unseren Organismus. Das Rauchen, die Luftverschmutzung und die Einnahme von Medikamenten sorgen allerdings dafür, daß wir heute wesentlich mehr freien Radikalen ausgesetzt sind als noch vor hundert Jahren, so daß der Begriff von »oxidativem Streß« geprägt wurde. Allein mit einem einzigen Zug aus einer Zigarette strömen einige Billionen freier Radikale durch unsere Lunge.

Ihren Namen erhielten die freien Radikale aufgrund ihrer chemischen Struktur. Die Verbindungen haben nämlich eine freie Bindungsstelle, ein sogenanntes freies Elektron, das sie so angriffslustig macht. Da keine Substanz gerne eine Bindungsstelle offenläßt, packt sie sich mit ihren freien »Armen« ein Elektron eines anderen Moleküls und verwandeln dieses ebenfalls in ein Radikal. Chemisch gesehen ist dieser Vorgang, ein Elektron – wenn auch unfreiwillig – abzugeben, eine Oxidation. Regelrechte Kettenreaktionen können so entstehen, bei denen sich mehrere hundert freie Radikale bilden. Sie werden erst unterbrochen, wenn sich entweder zwei Radikale miteinander verbinden oder ein sogenanntes Antioxidans, also eine Substanz, die die Oxidation verhindert, ein Radikal einfängt und unschädlich macht.

Teilweise macht sich unser Körper die Aggressivität der Radikale sogar selbst zu Nutze. Zum Beispiel können Zellen des Immunsystems mit Hilfe der freien Radikale unerwünschte Mikroorganismen abtöten. Zum großen Teil richten die angriffslustigen Substanzen aber erheblichen Schaden an. Beliebtes Ziel sind Fette und Proteine aus den Zellwänden sowie Nukleinsäuren im Zellkern. Diese Zellbestandteile werden oxidiert und verlieren dadurch ihre Fähigkeit, ihre spezielle Aufgabe im menschlichen Stoffwechsel auszuüben. Zellwände werden zerstört, Enzyme außer Kraft gesetzt, die Immunabwehr geschwächt und unsere Erbsubstanz geschädigt – der erste Schritt zu einer Krebserkrankung. Auch bei Grauem Star und Arteriosklerose, also der Arterien»verkalkung«, ist ein Zusammenhang zu freien Radikalen erwiesen. Bei anderen Krankheiten wie chronischen Gelenkerkrankungen, Asthma, rheumatischen Beschwerden und Alzheimer vermuten Wissenschaftler eine Beteiligung der freien Radikale.

Erkrankungen, die unter einer Beteiligung von freien Radikalen entstehen können:
- Arteriosklerose
- Asthma
- Chronische Gelenkerkrankungen
- Diabetische Angiopathie (eine Störung der Blutgefäße bei langjährigen Diabetikern)
- Erkrankungen des zentralen Nervensystems, z. B. Alzheimer-Krankheit, Parkinson-Krankheit
- Hautalterung
- Grauer Star
- Krebs
- Rheumatische Erkrankungen
- Schwächung des Immunsystems
- Sichelzellenanämie (eine bei uns seltene, in Afrika häufige Bluterkrankung mit sichelförmig verformten Blutzellen)

Freie Radikale und Herzinfarkt

Der Einfluß der freien Radikalen auf Herz-Kreislauferkrankungen ist besonders gut erforscht. Die zerstörerischen, aggressiven Verbindungen greifen nämlich auch eine bestimmte Form des Cholesterins an, das sogenannte LDL-Cholesterin. Die Abkürzung LDL steht für low density lipoprotein, das sind Transporteiweiße mit geringer Dichte. Das LDL-Cholesterin ist einer der Hauptverursacher der Arteriosklerose. Wird es von freien Radikalen angegriffen, wirkt es noch schädlicher als es ohnehin schon ist. Es verletzt die Wände der Blutgefäße und trägt dazu bei, daß sich sogenannte Schaumzellen bilden. Diese lagern sich in den Zellen der Blutgefäße ein und bilden dort einen festen Belag, sogenannte Plaques. Wird die Gefäßwand über Jahre hinweg immer mehr geschädigt, wächst der Plaque und die Gefäße verengen sich, bis schließlich gar kein Blut mehr durchfließen kann. Wenn die Arterien rund um das Herz betroffen sind, kommt es zum Herzinfarkt, der in vielen Fällen tödlich endet. Nach wie vor sterben in Deutschland jedes Jahr über 400.000 Menschen an Herzinfarkt und anderen Herz-Kreislauferkrankungen, die damit die traurige Hitliste der natürlichen Todesursachen anführen.

Der körpereigene Zellschutz

Unser Körper ist den freien Radikalen jedoch nicht schutzlos ausgeliefert, denn ansonsten wäre unser Leben tatsächlich schnell beendet. Wie gegen viele andere natürliche Gefahrstoffe auch, hat der menschliche Organismus eine Reihe von Schutzmechanismen entwickkelt. Diese wehren Tag für Tag unzählige Radikale ab und reparieren bereits eingetretene Schäden. Solche Zellpolizisten sind beispielsweise bestimmte Enzyme wie Dismutase, Katalase oder Glutathionperoxidase. Zusätzlich können Stoffe aus unseren Nahrungsmitteln, sozusagen als Hilfspolizisten, die Jagd auf die freien Radikale unterstützen. Da diese Stoffe eine Oxidation der köpereigenen Bestandteile verhindern, werden sie Antioxidantien genannt (siehe Abb. 1).

Erst wenn diese Zell- und Hilfspolizisten mit den radikalen Zerstörern nicht mehr fertig werden, kommt es zu oxidativem Streß mit seinen negativen Folgen.

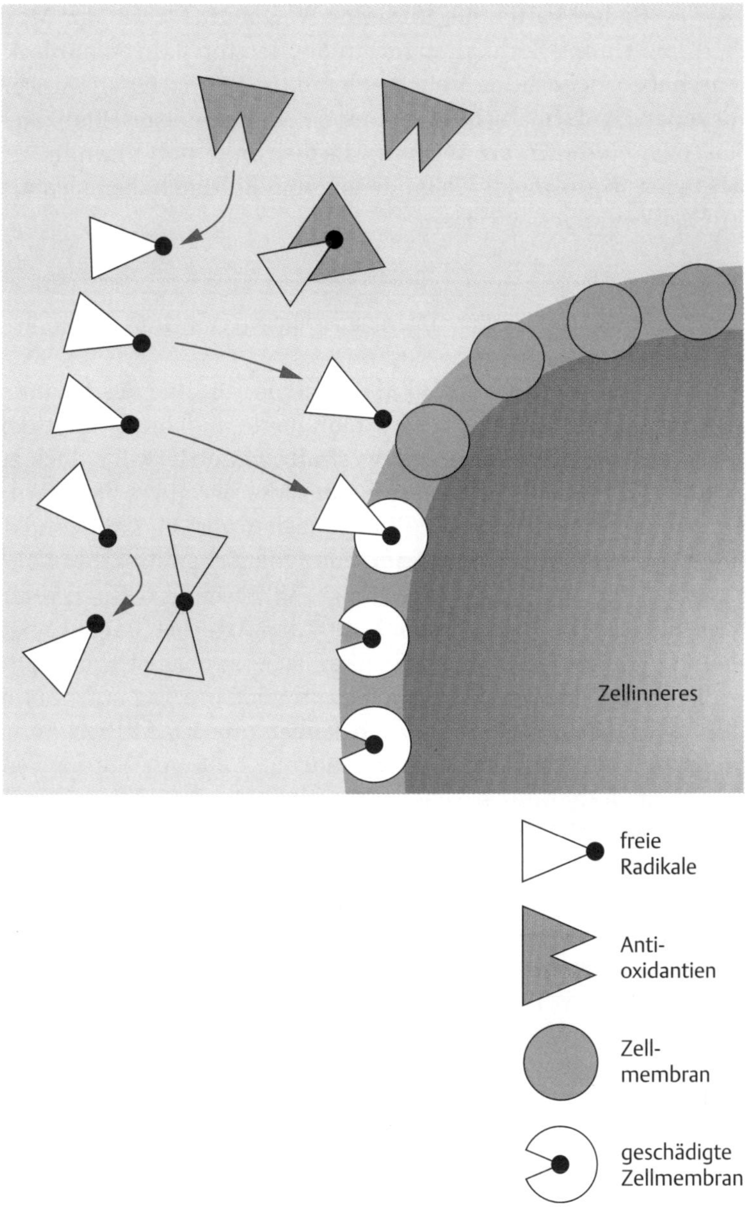

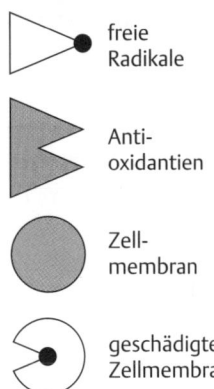

Zellinneres

freie
Radikale

Anti-
oxidantien

Zell-
membran

geschädigte
Zellmembran

Abb. 1   Freie Radikale greifen Fette und Proteine der Zellmembran an. Antioxidanzien
         verbinden sich mit den Radikalen und machen diese unwirksam. Auch wenn sich
         zwei Radikale miteinander verbinden, verlieren sie ihre Aktivität.

Bisher galten die Vitamine A, E und C sowie der Mineralstoff Selen als Haupt-Radikalfänger. In den letzten Jahren entdeckten Wissenschaftler jedoch, daß auch sekundäre Pflanzenstoffe unsere Zellen vor einer Oxidation schützen können. Einige dieser Pflanzenstoffe haben sogar eine stärkere Wirkung als die genannten Vitamine und Selen. Besonders Karotinoide, Polyphenole und Sulfide haben sich als wirksame Radikalfänger erwiesen.

Betakarotin – vom amerikanischen Krebsinstitut empfohlen

Viele kennen das Betakarotin als Vorstufe des Vitamin A. Entgegen früherer Meinungen weiß man heute, daß die Gruppe der Karotinoide noch andere Effekte hat, weshalb sie mittlerweile auch zu den sekundären Pflanzenstoffen gezählt werden. Bereits in der Pflanze haben Karotinoide die Aufgabe, die Pflanzenzellen vor Oxidation und damit vor einem Verderb zu schützen. Auch den Menschen bewahren sie vor vorzeitiger Alterung und Erkrankungen. Insbesondere gegen verschiedene Krebsarten (z. B. gegen Lungenkrebs) und Arteriosklerose haben sie sich als nützlich erwiesen. Das amerikanische Krebsinstitut empfiehlt, zur Vorbeugung 5 bis 6 Milligramm Karotinoide pro Tag aufzunehmen. Der Durchschnittsamerikaner verzehrt aber nur 1,5 Milligramm am Tag. Die Deutsche Gesellschaft für Ernährung hält eine Zufuhr von 2 Milligramm pro Tag für ausreichend. Auch wir Deutsche nehmen vermutlich zu wenig der wichtigen Pflanzenstoffe auf, zumindest diejenigen, die regelmäßig in der Kantine essen. Dr. H. Müller von der Bundesforschungsanstalt für Ernährung in Karlsruhe hat die Karotinoidversorgung von Kantinenessern untersucht. Nur 18 Prozent erreichten den vom amerikanischen Krebsinstitut empfohlenen Wert von 6 Milligramm Gesamtkarotinoiden pro Tag, und nur 36 Prozent nahmen ausreichend Betakarotin auf. Mit etwas mehr Gemüse und Obst auf dem Speiseplan könnten wir jedoch leicht auf die wünschenswerte Menge kommen. Ein gemischter Salat aus 50 Gramm Feldsalat, 150 Gramm Paprika, 100 Gramm Möhren, 50 Gramm Getreidekeimen und 20 Gramm Sonnenblumenkernen enthält bereits 17 Milligramm Betakarotin und darüber hinaus noch viele andere antioxidativ wirkende Vitamine und sekundäre Pflanzenstoffe.

Phytinsäure – lange zu Unrecht verurteilt

Getreide, Nüsse, Samen und Hülsenfrüchte enthalten reichlich Phytinsäure (auch Phytate genannt), die der Pflanze unter anderem als Phosphorspeicher für die Pflanze dient. Viele Jahre galt dieser sekundäre Pflanzenstoff als unerwünscht – als sogenannter Anti-Nährstoff. In Verruf gekommen war die Phytinsäure, weil sie im Magen-Darmtrakt Mineralstoffe wie Eisen und Magnesium an sich bindet, so daß diese vom Körper nicht mehr aufgenommen werden können. Doch die als unerwünscht geltende Wirkung scheint durchaus ihren biologischen Sinn zu haben, wie neuere Forschungsergebnisse zeigen.

Im Tierversuch stellte sich nämlich heraus, daß die Phytinsäure Ratten davor bewahren kann, Krebs zu bekommen. Die Krebserkrankung wurde durch hohe Mengen an Eisen hervorgerufen, das im Körper als freies Radikal aktiv ist und das Erbmaterial schädigen kann. Die Phytate im Futter der Ratten fingen nun die schädlichen Eisenradikale ab, und die Tiere blieben gesund. Während Lebensmittelchemiker jahrelang überlegten, wie die Phytinsäure aus den Lebensmitteln entfernt werden könne, empfehlen einige Wissenschaftler bereits, ausreichend phytatreiche Lebensmittel zu essen. Vollwertköstler und Vegetarier befolgen diese Regel schon lange, denn Getreide aus vollem Korn, Nüsse und Hülsenfrüchte kommen bei ihnen regelmäßig auf den Tisch. Sie nehmen täglich etwa 2500 Milligramm Phytinsäure auf, ein Mischköstler kommt dagegen nur auf 300–1300 Milligramm.

Ähnlich erging es anderen sekundären Pflanzenstoffen, die sich ebenfalls in Getreide, Nüssen und Hülsenfrüchten befinden. Auch sie werden in den letzten Jahren wesentlich günstiger bewertet als zuvor. Die Protease-Inhibitoren galten bislang als schädlich, weil sie eiweißabbauende Enzyme (= Proteasen) im Verdauungstrakt hemmen (= inhibieren) und damit die Ausnutzung des Eiweißes aus der Nahrung verschlechtern. Inzwischen hat sich jedoch gezeigt, daß einige dieser Hemmstoffe aus Soja- und Limabohnen als Antioxidantien wirken und deshalb durchaus sehr nützlich für den Körper sein können.

=== Polyphenole – Lösung des französischen Paradoxes?

Polyphenole, eine Gruppe chemischer Substanzen, die alle ähnlich aufgebaut sind, kommen hauptsächlich in den Randschichten von Gemüse, Obst und Getreide vor. Wichtige Vertreter sind die Phenolsäuren und die Flavonoide. Sie schützen das Innere der Pflanzen vor Verderb durch Sauerstoff. Diese Funktion übernehmen sie aber auch im Körper des Menschen. Die zu den *Phenolsäuren* zählende Kaffeesäure beispielsweise kann die Oxidation von Fetten in Zellwänden und von LDL-Cholesterin verhindern und trägt so dazu bei, daß es nicht so schnell zu einem Herzinfarkt kommt (siehe a. S. 18). Kaffeesäure kommt nicht, wie der Name vermuten läßt, nur in Kaffee vor, sondern auch in Kartoffeln und vielen anderen Gemüsearten. In den Randschichten von Weizen finden sich gleich mehrere antioxidativ wirkende Phenolsäuren. Sie sind der Grund dafür, daß Vollkornmehl freie Radikale abwehren können. Bei der Herstellung von weißem Haushaltsmehl werden diese wertvollen Randschichten vollständig abgetrennt.

Die antioxidativen Wirkungen der *Flavonoide* haben für erhebliches Aufsehen gesorgt, denn sie klären möglicherweise das sogenannte französische Paradox auf, das der Wissenschaft jahrelang Rätsel aufgab. Vergleichende Studien ergaben bereits vor vielen Jahren, daß Franzosen wesentlich seltener an Herzinfarkt erkranken als Deutsche oder Amerikaner. Das Paradoxe an dieser eigentlich erfreulichen Nachricht war, daß keiner so recht wußte wieso. Denn die Franzosen frönen einem ähnlich ungesunden Lebensstil wie andere Europäer und Nordamerikaner auch: Sie rauchen viel, haben Streß und essen fettreich – all das sind Risikofaktoren für Herz-Kreislauferkrankungen.

Ein findiger französischer Wissenschaftler und Weinliebhaber fand schließlich als einen wesentlichen Unterschied den Rotweinkonsum heraus. Franzosen trinken im Schnitt mehr als zehnmal soviel des roten Genußmittels wie Nordamerikaner. Und tatsächlich bestätigten Untersuchungen den positiven Effekt von rotem Wein: Während die Wissenschaftler zunächst den Alkohol dafür verantwortlich machten, kommen zunehmend die Flavonoide in den Ruf, die positive Wirkung des Weins zu verursachen. Diese sekundären Pflanzenstoffe schützen nicht nur die Gewebe vor Oxidation, sondern verhindern auch, daß sich Blutplättchen verklumpen und die Adern verstopfen. Besonders roter Wein enthält viele dieser antioxidativen Substanzen, da bei seiner Herstellung die flavonoidreichen Traubenschalen erst später vom Most abgetrennt werden, damit die roten Farbstoffe in den Wein übergehen.

Um in den Genuß der Flavonoide zu kommen, müssen Sie allerdings nicht zum Rotweintrinker werden, zumal größere Mengen an Alkohol wiederum freie Radikale entstehen lassen und damit das Risiko für Herz-Kreislauferkrankungen erhöhen. Die Flavonoide sind nicht nur in roten Trauben enthalten, sondern im Pflanzenreich insgesamt weit verbreitet. Insbesondere Gemüse und Obst wie Zwiebeln, Knoblauch, Grünkohl oder Heidelbeeren, aber auch schwarzer und grüner Tee enthalten reichlich diese sekundären Pflanzenstoffe. Gleichzeitig verbergen sich in Gemüse und Obst weitere bioaktive Substanzen, die uns vor Herzinfarkt schützen. In einer holländischen Studie trugen beispielsweise Flavonoide aus Gemüse, Obst und schwarzem Tee dazu bei, daß die Teilnehmer seltener an Herzinfarkt erkrankten. Doch die Wirkung der Flavonoide hatte in dieser Untersuchung auch ihre Grenzen: Bei einer Aufnahme von über 30 Milligramm pro Tag erhöhte sich der vor Herzinfarkt vorbeugende Effekt nicht weiter (siehe Abb. 2 auf der nächsten Seite).

Gesundheit aus Zwiebeln und Knoblauch

Schwefelhaltige Wirkstoffe aus Knoblauch und Zwiebeln können höchstwahrscheinlich ebenfalls die Zellwände und das LDL-Cholesterin vor einem Angriff freier Radikale schützen. Diese Wirkung bestätigt den in der Volksheilkunde verbreiteten Ruf der Zwiebelgewächse, zur Heilung und Stärkung zu dienen.

Antioxidantien aus der Nahrung scheinen also eine wichtige Rolle bei der Verhütung von Herzinfarkt und Krebs zu spielen. Ihre Bedeutung für andere Krankheiten wird sich sicherlich in den nächsten Jahren herausstellen. Es darf allerdings nicht vergessen werden, daß Herzinfarkt und Krebs auch durch zahlreiche andere Faktoren beeinflußt werden. Eine insgesamt gemüsereiche und fettarme Ernährung, das Meiden von Tabak sowie ausreichend Bewegung und möglichst we-

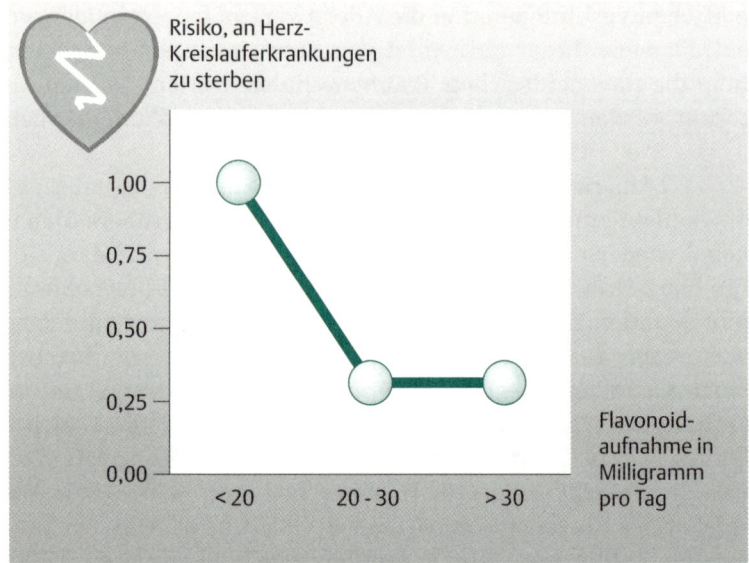

Abb. 2   Herzinfarktrisiko in Abhängigkeit von der Flavonoidaufnahme.

nig Streß sind immer noch die beste Gewähr für ein langes und gesundes Leben.

Bereits den Menschen in der Antike waren diese Zusammenhänge bewußt, wie ein Zitat von Hippokrates aus dem 5. Jahrhundert vor Christus zeigt: »*Eine einfache Ernährung, ausreichend Bewegung und Maßhalten in allen Dingen des Lebens ist das beste Rezept, um ein hohes Alter in Gesundheit zu erreichen.*«

≡ Abwehrkräfte aus der Pflanze

Während uns antioxidative Substanzen vor Schäden durch freie Radikale bewahren, hat das Immunsystem die Aufgabe, uns vor allen anderen körperfremden Stoffen zu schützen. Dies können Substanzen sein, die von außen eindringen, wie Viren, Bakterien, Pilze oder Allergene. Aber auch gegen im Körper entstehende »Fremdstoffe« wie Krebszellen oder Autoimmunfaktoren werden die Abwehrkräfte aktiv. Das Immunsystem verfolgt dabei zwei Strategien: Zum einen kann es jede Art von Fremdkörper unabhängig von ihrem Aussehen aufspüren und unschädlich machen. Diese sogenannte unspezifische Abwehr übernehmen verschiedene Zellen im Blut und im Gewebe, die sogenannten Makrophagen und die natürlichen Killerzellen. Erstgenannte sind regelrechte Freßzellen, die ihr Opfer mit langen Armen packen und in einer speziellen Organelle in ihrem Inneren auflösen bzw. auffressen. Danach ist es für den Körper ein leichtes, die übriggebliebenen Reste im normalen Stoffwechsel zu entsorgen. Killerzellen sondern eine zerstörende Substanz aus, mit der die als fremd erkannten Zellen, z. B. Tumorzellen, abgetötet werden.

Zum anderen kann das Immunsystem mit Hilfe der spezifischen Abwehr ganz gezielt auf bestimmte Stoffe reagieren. Bereits beim ersten Kontakt mit dem Fremdstoff merken sich Immunzellen sein Aussehen und bilden sogenannte Antikörper. Wagt sich der Fremdstoff, z. B. Bakterien, zu einem späteren Zeitpunkt erneut in den Körper vor, so sind die spezifischen Antikörper schnell zur Stelle, um ihn zu beseitigen. So läßt sich erklären, daß wir in der Regel nur einmal in unserem Leben an Masern erkranken und danach gegen die Erreger immun sind.

Rund 5 Milliarden Immunzellen patrouillieren ständig in unseren Blutbahnen und sorgen dafür, daß wir nicht dauernd krank werden. Doch die Kraft des Immunsystems hat ihre Grenzen. Gelangen zu große Mengen an Bakterien oder Viren in den Körper oder sind die Abwehrkräfte aus anderen Gründen geschwächt, muß der Körper klein beigeben. Neben den üblichen Infekten wie Erkältungen hängen auch weit schlimmere Krankheiten davon ab, wie fit unser Immunsystem ist. Herz-Kreislauferkrankungen, Krebs sowie rheumatische Beschwerden sind solche immunabhängigen Erkrankungen.

Voraussetzungen für ein starkes Immunsystem sind ein gesunder Organismus, eine ausreichende Ernährung und psychisches Wohlbefinden. Nur wenn unser Körper mit allen lebensnotwendigen Nährstoffen gut versorgt ist, kann er ausreichend Immunzellen und -stoffe bilden. Darüber hinaus können bestimmte sekundäre Pflanzenstoffe die Abwehrkräfte stärken.

Karotinoide mobilisieren Abwehrzellen

Die abwehrverstärkenden Eigenschaften der Karotinoide entdeckten Wissenschaftler im Rahmen von Krebsexperimenten. Eine hohe Aufnahme des Karotinoids *Betakarotin* bewirkte im Tierversuch, daß wesentlich seltener Magen- und Lungenkrebs auftraten. Die Forscher vermuteten, daß Betakarotin über das Immunsystem das Krebsgeschehen beeinflußt. Als sie der Sache näher auf den Grund gingen, entdeckten sie gleich eine ganze Reihe positiver Auswirkungen auf die körpereigene Abwehr. So trägt Betakarotin dazu bei, daß bestimmte Immunfaktoren vermehrt ausgeschüttet werden, die wiederum die Immunzellen aktivieren, fremde Substanzen aufzufressen. Auch die Zahl der Natürlichen Killerzellen konnte durch Betakarotin erhöht werden. Wie der Name bereits sagt, pirschen sich diese Killerzellen an infizierte oder bösartige Zellen heran und töten diese. Zudem rufen sie über ein spezielles Alarmsystem Verstärkung herbei. Karotinoide veranlassen auch, daß sich mehr Antikörper bilden, die gezielt auf Fremdstoffe losgehen.

Immunkost: Hülsenfrüchte, Getreide und Knoblauch

Saponine aus Hülsenfrüchten beeinflussen ebenfalls verschiedene Immunfaktoren. Tierversuche ergaben, daß dieser sekundäre Pflanzenstoff bestimmte Zellen dazu anregt, mehr Antikörper zu bilden. Diese Blutpolizisten ziehen dann ganz gezielt Fremdstoffe wie unerwünschte Bakterien aus dem Verkehr. Mäuse beispielsweise, denen Saponine unters Futter gemischt wurden, konnten sich erfolgreich gegen Viren wehren, die Tollwut verursachen. In einem anderen Versuch hatten die mit Saponinen gefütterten Tiere teilweise 100mal soviel Antikörper im Blut wie ihre normal gefütterten Artgenossen.

Knoblauchzehen haben unserem Immunsystem ebenfalls einiges zu bieten. Versuchspersonen, die drei Wochen jeden Tag 0,5 Gramm frischen Knoblauch pro Kilogramm Körpergewicht aßen (also etwa 30 Gramm bei einer 60 Kilogramm schweren Person), produzierten deutlich mehr Natürliche Killerzellen als eine Kontrollgruppe. Sogar bei Aids-Patienten konnte Knoblauch die unspezifische Abwehrfunktion kräftig ankurbeln. Auch das Krebswachstum scheint durch die scharfe Knolle gehemmt zu werden. In einem Modellversuch wurde beobachtet, daß ein Extrakt aus Knoblauchzehen Freßzellen anregt, vermehrt in das Tumorgewebe einzudringen.

Über das Immunsystem nehmen auch *Ballaststoffe* Einfluß auf das Krebswachstum. Unverdauliche Bestandteile aus den Randschichten der Getreidekörner können sowohl die spezifischen als auch die unspezifischen Abwehrmechanismen in Gang setzen. Darüber hinaus sorgen sie dafür, daß verschiedene Freßzellen noch angriffslustiger werden.

Joghurt und Sauerkraut für ein stabiles Immunsystem

Wirkungen auf das Immunsystem zeigen jedoch nicht allein Stoffe aus der Pflanze. Auch Bakterien können unseren Körper bei seiner Abwehrarbeit unterstützen. Vor allem *Milchsäurebakterien* haben Biochemiker dabei ins Visier genommen, denn diese Mikroorganismen kommen in verschiedenen Lebensmitteln vor. Joghurt, Dickmilch, saure Sahne, Sauerkraut und andere Sauergemüse verdanken den milchsäureproduzierenden Bakterien ihren frischen Geschmack und die lange Haltbarkeit.

Bakterien aus Joghurt konnten die Konzentration verschiedener Immunoglobuline, also spezieller Eiweiße des Abwehrsystems, sowie zahlreicher anderer Immunfaktoren erhöhen. In den meisten Untersuchungen zeigte sich nur unerhitzter Joghurt wirksam, bei dem die Milchsäurebakterien noch lebten. Wurde erhitzter Joghurt gegessen, blieb der Effekt aus. Noch sind sich die Forscher nicht einig, was genau für die schützende Wirkung verantwortlich ist. Sind es die Bakterien selbst, Bestandteile ihrer Zellwände oder eher die von ihnen produzierten Stoffe? Daß sie wirken, steht jedoch fest. Bei krebskranken Mäusen, die mit Joghurt gefüttert wurden, wuchsen bereits nach wenigen Tagen die Krebszellen nur noch ganz langsam. Allerdings wirkte der Joghurt nur, wenn er zu einem Zeitpunkt gegessen wurde, in der der Tumor noch in der Entstehung war. Hatte sich die Geschwulst erst einmal ausgebreitet, konnte auch Joghurt nicht mehr helfen. Auch beim Menschen zeigten die Milchsäurebakterien Wirkung. Mit isolierten Milchsäurebakterien konnte bei 1- bis 3jährigen Kindern eine Durchfallerkrankung gelindert werden, die durch Viren verursacht wurde. Bei den behandelten Kindern wurde das Immunsystem schneller mit der Erkrankung fertig als bei einer Vergleichsgruppe.

≡ Die natürlichen Antibiotika

Sind Sie schon einmal auf die Idee gekommen, bei einer Blasenentzündung Kresse zu essen oder auf entzündete Wunden Knoblauch zu legen? Vermutlich nicht. Denn die meisten dieser alten Naturheilregeln sind im Zeitalter der modernen Medizin in Vergessenheit geraten – zu Unrecht, wie neuere Forschungsergebnisse beweisen. Zahlreiche Nahrungs- und Gewürzpflanzen enthalten nämlich bioaktive Substanzen, die Bakterien, Pilzen, Hefen und Viren das Leben schwermachen.

≡ Knoblauch und Zwiebeln: Seit Jahrtausenden im Einsatz

Als wirkungsvollster natürlicher Bakterienkiller gilt der Knoblauch. Bereits in der Antike wußte man seine heilenden Kräfte zu schätzen. Der griechische Geschichtsschreiber Herodot berichtet, daß die Arbeiter der Cheopspyramide regelmäßig Knoblauch, Zwiebeln und Rettich zu essen bekamen. Die ägyptischen Könige dachten vermutlich weniger an die Gesundheit ihrer Untertanen, als daran, daß sie möglichst leistungsfähig blieben, um die schwere Arbeit durchzuhalten.

Noch im zweiten Weltkrieg wurde die scharfe Knolle in Ermangelung von Antibiotika als Antiseptikum gegen Wundbrand eingesetzt. Heute können Wissenschaftler die dafür verantwortlichen Inhaltsstoffe beim Namen nennen. Insbesondere die Schwefelverbindung *Allicin* schränkt das Wachstum der Mikroorganismen ein. Auch gegen Pilze und Hefen zeigte sich die Substanz wirksam. Man fand heraus, daß Allicin etwa über ein Prozent der antibiotischen Wirkung von Penicillin verfügt, jedoch mit dem Unterschied, daß als Nebenwirkung lediglich ein etwas strenger Geruch auftritt.

Auch die mit dem Knoblauch verwandten *Zwiebeln* werden in der Volksheilkunde beispielsweise bei Erkältungen empfohlen. Im Gegensatz zu Knoblauch enthalten sie jedoch kein Allicin, sondern lediglich eine Vorstufe dieser Wirksubstanz, deren antibiotische Aktivität wesentlich geringer ist. Im Darm des Menschen können möglicherweise dort ansässige, zur gesunden Darmflora gehörende Bakterien die Vorstufe in wirksames Allicin umwandeln. Dies würde die positiven Effekte von Zwiebeln bei Darminfektionen erklären. Interessanterweise hemmen die Schwefelverbindungen hauptsächlich die unerwünschten Darmbewohner. Die gesunde Darmflora bleibt weitgehend unbeeinträchtigt. Daß Zwiebeln in Form von Saft oder als Dampf inhaliert bei Erkältungen helfen, liegt jedoch eher an ihren ätherischen Ölen als an ihren immunfördernden Stoffen. Diese reizen die Schleimhäute, so daß sie den Schleim leichter abgeben können.

Meerrettich und Kresse: scharfe Wurzeln und Blätter mit Wirkung

Meerrettich sowie Garten- und Kapuzinerkresse werden ebenfalls traditionell zur Heilung von Wunden und Infektionen eingesetzt. In ihrer Heimat Peru leisteten die scharfen Blätter der Kapuzinerkresse den Andenbewohnern bereits vor Jahrtausenden gute Hilfe bei allen Infektionskrankheiten. Besonders bei Entzündungen der Harnwege können die scharfen Gemüse für Abhilfe sorgen. Dieser Effekt läßt sich auf *Senföle* zurückführen, die in den Blättern, Blüten oder Wurzeln enthalten sind. Insbesondere das *Benzylsenföl* wirkt sehr stark gegen Mikroorganismen, deshalb wird es auch als »Breitbandantibiotikum« bezeichnet. Vermutlich greifen die Senföle in den Stoffwechsel der Mikroorganismen ein, so daß diese lebensunfähig werden. Bereits 10 bis 20 Gramm Meerrettichwurzel pro Tag können bakterielle oder Pilzerkrankungen zum Abklingen bringen. Und mit 10 bis 40 Gramm Blättern der Garten- oder Kapuzinerkresse kann eine Blasenentzündung behoben werden. Bevor Sie also das nächste Mal gleich zum Antibiotikum greifen, sollten Sie es erst einmal mit einem großen Kressesalat versuchen. Auch im Einsatz gegen Viren waren die scharfen Senföle erfolgreich. Dafür mußten jedoch wesentlich höhere Mengen aufgenommen werden, die über Lebensmittel nur schwer zu erreichen sind. Übertreiben sollten Sie es ohnehin nicht, denn ein Zuviel der scharfen Blätter können Magen und Darm reizen.

Beeren gegen Blasenentzündungen

Ebenfalls hilfreich bei Blasenentzündungen zeigten sich die amerikanischen Moosbeeren – englisch cranberries. Mediziner aus Boston gaben Patienten, die häufig an Harnwegsinfektionen litten, jeden Tag 300 Milliliter Moosbeerensaft zu trinken. Mit Erfolg: Die Anzahl der schädlichen Bakterien im Urin nahm drastisch ab und nach einem halben Jahr erkrankten die Safttrinker nur noch halb so häufig an einer Blasenentzündung wie eine Vergleichsgruppe. Die Wissenschaftler fanden heraus, daß Stoffe aus dem Saft die Oberfläche der schädlichen Bakterien derart verändert, daß sie nicht mehr in der Lage sind, sich an die Zellwände der Harnwege anzuheften. So werden sie mit dem Urin einfach wieder herausgespült und haben keine Gelegenheit, Schaden anzurichten. Vermutlich sind es bestimmte *Phenolsäuren*, die den Harnbakterien zusetzen. Solche Phenolsäuren finden sich auch in Heidelbeeren, Himbeeren, Trauben, Pfirsichen und Pflaumen.

In zahlreichen anderen Obst- und Gemüsearten kommt eine weitere Gruppe bakterienvertreibender Pflanzenstoffe vor – die *Flavonoide*. Sie vermögen sogar das Wachstum von Viren einzuschränken. Allerdings wirken die Flavonoide nur in sehr hohen Konzentrationen, die über Lebensmittel nicht aufgenommen werden können.

Milchsäurebakterien vertreiben unerwünschte Bakterien

Die heilsamen Wirkungen der milchsauren Produkte sind schon seit langem bekannt. Der russische Forscher und Nobelpreisträger Elie Metchnikoff beschrieb bereits zu Beginn des 20. Jahrhunderts den positiven Einfluß von Sauermilchgetränken. Er vermutete, daß Milchsäurebakterien unerwünschte Fäulnisbakterien im Darm unter Kontrolle halten. Heute wissen es die Wissenschaftler genauer: Milchsäurebakterien sind tatsächlich in der Lage, krankheitserregende Bakterien zu vertreiben und Darminfektionen zu vermeiden.

Milchsäurebakterien, auch Laktobazillen genannt, werden bei der Herstellung verschiedener Lebensmittel eingesetzt. Sauergemüse wie Sauerkraut oder milchsaure Gurken sowie fermentierte Milchprodukte wie Joghurt, Dickmilch und saure Sahne erhalten durch die Bakterien ihren charakteristischen, leicht sauren Geschmack. Auch im Körper des Menschen können die vielseitigen Bakterien einiges bewirken. Sie sind daher auch natürliche Bewohner unseres Darms. Zusammen mit zahlreichen anderer Mikroorganismen bilden sie die Darmflora, die bei der Abwehr unerwünschter Fremdstoffe eine wesentliche Rolle spielt. Im Darm befindet sich nämlich ein wichtiger Teil unseres Immunsystems.

Werden reichlich Milchsäurebakterien über die Nahrung aufgenommen, können sie die Abwehrfunktion des Darms verstärken. Insbesondere bei Durchfall haben sich die milchsauren Bakterien als hilfreich erwiesen. Bei Kleinkindern beispielsweise, die an einer Darminfektion litten, besserte sich der Durchfall sehr schnell, wenn sie Milchsäurebakterien einnahmen. In einer argentinischen Studie konnten die Bakterien sogar vor einer Lebensmittelvergiftung durch Salmonellen schützen. Vermutlich regen die Laktobazillen bestimmte Immunzellen im Darm an, vermehrt Antikörper vom Typ IgA (Immunglobulin A) zu bilden. Wurden Milchsäurebakterien aufgenommen, stieg die Anzahl der Antikörper im Darm deutlich an. Das bedeutet, daß krankheitserregende Bakterien im Darm von den Antikörpern noch gezielter abgefangen werden können und beispielsweise eine Durchfallerkrankung gelindert oder vermieden werden kann. Dadurch wird das Immunsystem gestärkt und kann mit krankheitserregenden Eindringlingen besser fertigwerden. Darüber hinaus bilden Milchsäurebakterien im Darm auch sogenannte Bacteriocine und andere Verbindungen, die unerwünschte Bakterien unschädlich machen können.

Auch bei Infektionen im Genitalbereich zeigten sich die Laktobazillen nützlich. Frauen, die sechs Monate lang täglich 225 Gramm Joghurt aßen, hatten weniger Probleme mit einem Pilzbefall der Scheide als andere. Von guten Erfolgen berichten Frauen auch, wenn der Joghurt direkt in die Scheide eingeführt wird.

Bakterien pur oder im Lebensmittel?
Die meisten Studien wurden mit isolierten Milchsäurebakterien durchgeführt. Ob es ausreicht, bei einer Darminfektion einfach mehr Joghurt zu essen, ist noch ungewiß. In einigen Untersuchungen

war der Verzehr von Joghurt erfolgreich, ein anderes Mal zeigte er keine Wirkung. Wie gut Joghurt hilft, hängt letztlich davon ab, welche Milchsäurebakterien bei der Herstellung verwendet wurden und wieviel lebende Keime das fertige Produkt noch enthält. Um die schädlichen Darmerreger in Schach zu halten, haben sich nämlich besonders lebende Bakterien vom Typ *Lactobacillus casei GG* hervorgetan.

Vermutlich steht der Verzehr von Sauerkraut dem von Joghurt in nichts nach. Da das Gemüse bei uns jedoch nicht mehr so populär ist, gibt es so gut wie keine Untersuchungen über die bakterienverdrängenden Wirkungen von milchsaurem Gemüse.

Auch wenn die bioaktiven Substanzen es selten schaffen, eine Infektion völlig zu beseitigen, spielen sie in der Vorbeugung eine wichtige Rolle. Wer sich reichlich Obst, Gemüse und Milchprodukte schmecken läßt, nimmt Tag für Tag kleine Mengen an antibiotischen Wirkstoffen auf. Sie können das Immunsystem darin unterstützen, daß sich eine Erkältung oder Blasenentzündung erst gar nicht entwickeln kann. Nach Ansicht von Dr. Bernhard Watzl von der Bundesforschungsanstalt für Ernährung in Karlsruhe ließe sich sogar eine spezielle »antimikrobielle Diät« zusammenstellen, die bei Infektionen die körpereigenen Abwehrkräfte wirkungsvoll ergänzen könnte. Knoblauch, Kresse und Meerrettich wären die Hauptzutaten eines solchen Menüs.

≡ Schutz vor Krebs

Traurig, aber wahr: Immer mehr Menschen erkranken an Krebs. Das deutsche Krebsregister meldete 1995 etwa 340.000 neue Krebsfälle – Tendenz steigend. Ob dies an der erheblichen Umweltverschmutzung, unserer ungesunden Lebensweise oder an dem steigenden Lebensalter liegt, werden wir sicher nie ganz genau herausfinden. Sehr wahrscheinlich liegt es an einer Kombination dieser Faktoren sowie an einer Reihe weiterer Umstände, daß immer mehr Menschen Krebs bekommen.

≡ Krebsforschung in internationalen Kochtöpfen

Länderübergreifende Studien haben ergeben, daß in einigen Völkern weniger bösartige Tumoren vorkommen als in anderen. So erkranken beispielsweise Japaner seltener an Krebs als Deutsche und andere Nordeuropäer. Zudem treten in den jeweiligen Ländern ganz verschiedene Krebsarten auf. Während Japaner und Chinesen häufiger an Magen- und Speiseröhrenkrebs leiden, überwiegen bei uns Deutschen und den Nordamerikanern bösartige Geschwulste am Dickdarm. Auch innerhalb eines Landes finden sich Unterschiede. Dies machte die Krebsforscher stutzig. Sie nahmen die Lebensweise der verschiedenen Bevölkerungsgruppen unter die Lupe und kamen zu dem Schluß, daß die Entstehung und Entwicklung von Krebs eng damit zusammenhängt, was in dem jeweiligen Land oder der Region auf den Tisch kommt.

Ein weiterer Hinweis war, daß die Krebserkrankungen unabhängig von der ethnischen Herkunft der Menschen auftreten. Japaner, die in die USA eingewandert waren, erkrankten, nachdem sie die Ernährungsgewohnheiten des Landes angenommen hatten, an den gleichen Krebsarten wie alteingesessene US-Bürger.

Wissenschaftler untersuchten daraufhin das Eßverhalten in Ländern mit hohen Krebsraten. Dabei entdeckten sie zahlreiche Faktoren, die eine Tumorerkrankung begünstigen können (siehe Tab. 2). Insbesondere wer viel Fett und tierisches Protein sowie wenig Ballaststoffe zu sich nimmt, hat ein höheres Risiko, an Krebs zu erkranken. Auch gepö-

Tab. 2 Krebsauslösende Substanzen in Lebensmitteln

Krebsauslöser	Krebsart
Nitrosamine, geräucherte und gesalzene Lebensmittel	Magen
Alkohol, Fett, zu hohe Energieaufnahme	Brust
Protein, Kaffee, Fett	Bauchspeicheldrüse
Alkohol	Mund, Rachen, Kehlkopf, Speiseröhre, Leber
Aflatoxine (Schimmelpilze)	Leber
Überhöhte Fett- und Gesamtenergieaufnahme	Dickdarm, Eierstock, Prostata

kelte und scharf gebratene Produkte sowie Nitrosamine und Schimmelpilze aus Lebensmitteln können eine Entartung der Zellen auslösen (Nitrosamine bilden sich schon im Lebensmittel, z. B. beim Erhitzen, oder im Magen des Menschen; siehe a. S. 38). Der Krebsspezialist Prof. Heinrich Kasper aus Würzburg schätzt, daß etwa 35 Prozent aller Krebsfälle durch das Eßverhalten bedingt sind. Insbesondere bösartige Geschwulste an Dickdarm, Brust, Magen, Bauchspeicheldrüse, Eierstöcken, Prostata und Leber stehen unter Verdacht, durch zu große Völlerei begünstigt zu werden. Weitere 30 Prozent der Krebserkrankungen werden durch Tabak und etwa 5 Prozent durch Alkohol ausgelöst. Raucher, die zu reichlich essen und viel Alkohol trinken, sind daher besonders gefährdet.

Schutzfaktoren aus der Nahrung

Das tägliche Wurstbrot oder das scharf gebratene Steak können es aber doch nicht alleine sein, die unsere Körperzellen entarten lassen. Würden wir lediglich fetthaltige Lebensmittel meiden, wären wir noch nicht ausreichend vor Krebs geschützt. Es scheint nicht zu genügen, lediglich die krebsauslösenden Faktoren zu vermeiden, sondern ebenso wichtig ist es, schützende Substanzen mit der Nahrung aufzunehmen. Die Wissenschaftler beobachteten nämlich nicht nur, welche Ernährungsgewohnheiten zu Krebs führen können, sondern auch, was die Bevölkerungsgruppen essen, die selten an Krebs erkranken. Verschiedenste Studien aus der ganzen Welt kommen überwiegend zu dem gleichen Ergebnis: Viel Gemüse und Obst auf dem Speiseplan scheinen das Risiko einer Krebserkrankung zu senken. Insbesondere unerhitztes Gemüse zeigte sich sehr wirkungsvoll. Welche Substanzen im einzelnen dafür verantwortlich sind, gab den Experten lange Zeit Rätsel auf. Doch auch diese wurden im Laufe der Jahre gelöst (siehe Abb. 3).

Zunächst entdeckten die Krebsforscher die positiven Eigenschaften der antioxidativ wirkenden Vitamine A, E und C sowie des Mineralstoffs Selen. Durch ihre Fähigkeit, freie Radikale abzufangen und entstandene Schäden zu reparieren, beugen sie einer Zellentartung vor. Doch alleine mit diesen essentiellen Nährstoffen konnte die positive Wirkung von Gemüse und Obst noch nicht ausreichend erklärt werden. Denn auch Gemüsearten, die nur wenige der oben genannten Vitamine und Selen enthielten, wie z. B. Zwiebeln und Hülsenfrüchte, waren gegen Krebs wirksam. Immer mehr Erkenntnisse sprachen dafür, daß

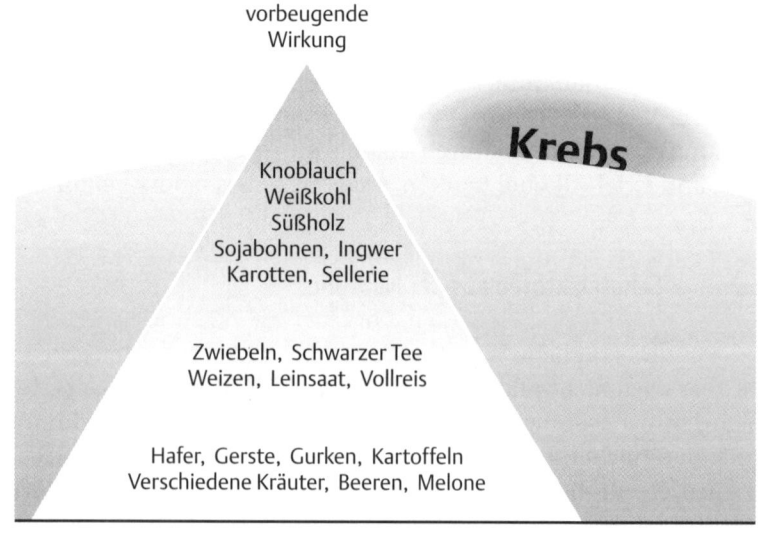

Abb. 3   Lebensmittel, die einer Krebserkrankung vorbeugen können

auch die bioaktiven Substanzen zur krebsvorbeugenden Wirkung beitragen.

Als die Forschung einmal in diese Richtung gelenkt war, stießen die Experten auf immer neue krebsvorbeugende Inhaltsstoffe in ganz unterschiedlichen Lebensmitteln. Substanzen wie Betakarotin, Indole, Glucosinolate, Flavonoide, Phenole, Terpene und Ballaststoffe waren plötzlich in den Krebsforschungslabors stark gefragt. Je nach ihren aktuellen Ergebnissen bezeichneten einige Wissenschaftler Brokkoli als das »Anti-Krebs-Gemüse«, andere hielten gelbe Zwiebeln für das Wundermittel. Inzwischen stellte sich heraus, daß in fast jedem Gemüse oder Obst, aber auch in Getreide und Hülsenfrüchten eine oder mehrere Substanzen stecken, die sich positiv in das Krebsgeschehen einmischen. Überraschend war auch, wie vielfältig die Mechanismen sind, mit der die bioaktiven Substanzen eine Krebserkrankung zu verhindern wissen. Nach Ansicht des US-Mediziners John Potter gibt es für fast jedes Stadium der Tumorentstehung spezielle Inhaltsstoffe in Obst oder Gemüse, die den gefährlichen Prozeß der Krebsbildung und des Tumorwachstums verlangsamen oder gar umkehren können.

Inhaltsstoffe in Lebensmitteln, die die Krebsentwicklung beeinflussen:
– Vitamine
– Mineralstoffe
– Sekundäre Pflanzenstoffe
– Ballaststoffe
– Milchsäurebakterien

Wie greifen die Schutzfaktoren in das Krebsgeschehen ein?

Die bioaktiven Substanzen haben drei Möglichkeiten, vor Krebs zu schützen:
1. Sie verhindern, daß krebserregende Stoffe überhaupt erst entstehen.
2. Sie wandeln Krebsauslöser in harmlose Verbindungen um.
3. Sie hemmen das Wachstum von Krebszellen.

1. Krebserregende Stoffe entstehen erst gar nicht

Einen entscheidenden Schritt weiter kamen die Forscher, als sie entdeckten, daß bioaktive Substanzen bereits die Entstehung krebsauslösender Stoffe in unserem Körper unterbinden können. Beispielhaft verdeutlicht diese Wirkung die Bildung von Nitrosaminen: Diese krebserregenden Verbindungen entstehen aus Nitrat, welches zu Nitrit umgewandelt wird und sich anschließend mit Eiweiß zu Nitrosaminen verbindet. Dieser Vorgang kann sowohl in Lebensmitteln stattfinden, beispielsweise wenn gepökelter Schinken mit Käse überbacken wird, aber auch im Körper des Menschen. Sekundäre Pflanzenstoffe wie die *Polyphenole* können diesen Prozeß verhindern. Sie verändern die chemische Struktur des Nitrits so, daß es nicht mehr in der Lage ist, mit den Eiweißen zu reagieren.

Weitere Krebserreger sind sekundäre Gallensäuren, die in unserem Körper aus primären Gallensäuren entstehen. Primäre Gallensäuren sorgen dafür, daß wir fetthaltige Nahrung besser verdauen können. Im Dickdarm angelangt, werden sie jedoch von den Darmbakterien in die schädlichen sekundären Gallensäuren umgewandelt. *Ballaststoffe* können diesen Vorgang unterbinden, indem sie die primären Gallensäuren im Darm abfangen. Diese Fähigkeit der Ballaststoffe führt übrigens auch dazu, daß der Cholesterinspiegel nicht zu stark ansteigt (siehe S. 45). Eine weitere Eigenschaft der unverdaulichen Stoffe ist, daß sie im Darm stark aufquellen und somit die Menge des Verdauungsbreis deutlich erhöhen. Auf diese Weise verdünnen sie die Konzentration der krebserregenden Substanzen und sorgen dafür, daß diese nicht so häufig mit der Darmwand in Berührung kommen. Zudem tragen Ballaststoffe dazu bei, daß der Speisebrei schneller durch den Dickdarm wandert und die Krebsauslöser nicht zu viel Zeit haben, Schaden anzurichten. Ballaststoffe schützen daher überwiegend vor Dickdarmkrebs.

Wissenschaftler des amerikanischen Krebsinstituts haben errechnet, daß Menschen, die viel Ballaststoffe aufnehmen, ein um 40 Prozent vermindertes Risiko haben, an Dickdarmkrebs zu erkranken. Ballaststoffe sind reichlich in Getreide, Hülsenfrüchten, Gemüse und Obst enthalten. Ein Grund mehr, diese Lebensmittel ganz nach oben auf den Speiseplan zu stellen.

2. Aus Krebsauslösern werden harmlose Verbindungen

Die meisten krebserregenden Substanzen schädigen das Erbmaterial der Zellen nicht sofort. Sie stellen lediglich Vorstufen der
Krebsauslöser dar (sogenannte Prokanzerogene), die zunächst harmlos
sind. Erst wenn diese Vorstufen aktiviert werden, bilden sich die gefährlichen Stoffe, die dann tatsächlich eine Krebserkrankung auslösen können. Um das Erbmaterial zu schützen, hat unser Körper zahlreiche Mechanismen entwickelt, die eine solche Aktivierung verhindern. Etliche
sekundäre Pflanzenstoffe wie die Phenolsäuren, Indole, Sulfide, Flavonoide und Terpene üben eine solche Schutzwirkung aus. So können
beispielsweise *Isothiocyanate* aus Kohlgemüse verhindern, daß krebserregende Kohlenwasserstoffe zu gefährlichen Substanzen werden. Und
Sulfide aus Knoblauch und Zwiebeln sorgen dafür, daß die Nitrosamine
eine harmlose Verbindung bleiben. Eine hohe Aufnahme an Nitrosaminen und Salz trägt vermutlich zur Entstehung von Magenkrebs bei. Es
verwundert daher nicht, daß Bewohner eines Zwiebelanbaugebiets in
Georgia, USA, nur halb so häufig an Magenkrebs erkranken wie der
Durchschnittsamerikaner. Denn sie essen wesentlich mehr Zwiebeln als
ihre Landesgenossen. Chinesische Wissenschaftler vermuten, daß Zwiebeln am besten wirken, wenn sie bereits in jüngeren Jahren regelmäßig
gegessen werden.

3. Wachstumsstopp für Krebszellen

Wenn die menschlichen Schutzmechanismen nicht verhindern
konnten, daß aus einem Prokanzerogen ein aktiver Krebsauslöser, also
ein Kanzerogen, entsteht, kann dieser sich an eine Zelle anhaften und
die darin enthaltene Erbinformation schädigen. Ein solcher Schaden bedeutet jedoch immer noch nicht zwangsläufig Krebs. Zum einen kann der
Defekt wieder repariert werden, und zum anderen muß das geschädigte
Gen überhaupt erst aktiviert werden, bevor es sich vermehren und einen
Tumor bilden kann. Solche geschädigten, aber inaktiven Zellen können
Jahrzehnte in unserem Körper verweilen, ohne daß sie einen Schaden
anrichten. Erst wenn sie von einem sogenannten Promotor zum Leben
erweckt werden, fangen sie an, sich zu vermehren und für unseren Körper gefährlich zu werden.

Solche Promotoren sind zum Beispiel freie Radikale, Hormone,
Alkohol und auch Fette. Doch auch die Promotoren können nicht unge-

hindert agieren. Zahlreiche Antipromotoren machen ihnen das Leben schwer und verhindern, daß geschädigte Zellen aktiviert werden. Solche Antipromotoren sind unter anderem sekundäre Pflanzenstoffe aus Gemüse, Obst und Getreide. So werden beispielsweise die freien Radikale durch verschiedene bioaktive Substanzen mit antioxidativer Wirkung abgefangen (siehe a. S. 16 ff).

Im Deutschen Institut für Ernährungsforschung in Potsdam-Rehbrücke untersuchen Wissenschaftler zur Zeit die Fähigkeit der Flavonoide, Körperzellen vor Erbgutschäden zu bewahren. Insbesondere grüne und gelbe Gemüsearten werden unter die Lupe genommen. Bisher stellte sich heraus, daß das Flavonoid *Quercetin* am stärksten vor Krebs schützt, da es freie Radikale abfangen kann.

Phytoöstrogene aus Hülsenfrüchten und Getreide sowie *Indole* aus Kohlgemüse können die Wirkung des menschlichen Hormons Östrogen schwächen. Eine bestimmte Form des Östrogens steht nämlich im Verdacht, Brustkrebs zu fördern, also als Promotor zu wirken. Karotinoide aus gelben und grünen Gemüsen sowie Phytosterine aus Getreide sorgen dafür, daß die bösartigen Zellen sich nicht so schnell verbreiten können. Karotinoide und Vitamin A kontrollieren das Wachstum der Zellen, indem sie die Bildung von Kanälen fördern, über die sich zwei Zellen über ihr Wachstum verständigen können. Krebszellen haben sich aus dieser Kontrollstation ausgeklinkt und wuchern ganz unkontrolliert. Finden sie durch die Karotinoide oder Vitamin A wieder Anschluß an das zelluläre Kommunikationssystem, kann das Tumorwachstum in Grenzen gehalten werden (siehe Abb. 4).

═══ Joghurt und Sauerkraut gegen Krebs

Daß milchsauer vergorene Produkte wie Sauerkraut oder Joghurt gesundheitsfördernde Wirkungen haben, ist seit alters her bekannt. Die moderne Krebsforschung konnte die Bedeutung der milchsauren Lebensmittel für unsere Gesundheit bestätigen. Es stellte sich heraus, daß Joghurt aber auch Sauerkraut und vergorener Rote-Bete-Saft im Tierversuch das Tumorwachstum effektiv hemmen konnten. Andere fermentierte Milchprodukte wie Dickmilch und Kefir zeigten keine

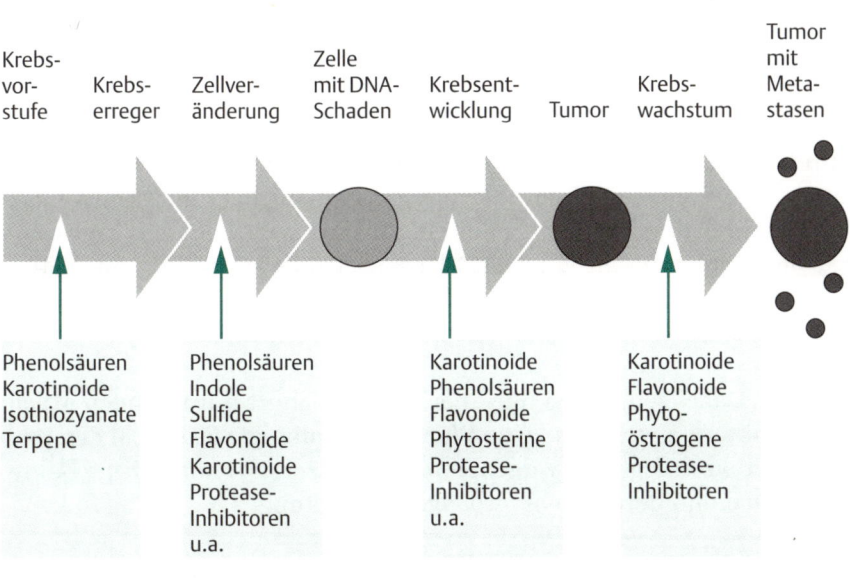

Krebs-vorstufe	Krebs-erreger	Zellver-änderung	Zelle mit DNA-Schaden	Krebsent-wicklung	Tumor	Krebs-wachstum	Tumor mit Meta-stasen

Phenolsäuren	Phenolsäuren	Karotinoide	Karotinoide
Karotinoide	Indole	Phenolsäuren	Flavonoide
Isothiozyanate	Sulfide	Flavonoide	Phyto-östrogene
Terpene	Flavonoide	Phytosterine	Protease-Inhibitoren
	Karotinoide	Protease-Inhibitoren	
	Protease-Inhibitoren	u.a.	
	u.a.		

Abb. 4   So können sekundäre Pflanzenstoffe in das Krebsgeschehen eingreifen.

Wirkung. Die Wissenschaftler nehmen an, daß weniger die bei der Herstellung entstandene Milchsäure, sondern ganz bestimmte Bakterien die Krebsentstehung beeinflussen. Vor allem Joghurt enthält solche Milchsäurebakterien. Weitere Untersuchungen ergaben, daß diese Bakterien besonders wirksam sind, wenn der Tumor noch in der Entstehungsphase ist. Hatte sich die Krebsgeschwulst erst einmal ausgebreitet, konnten die Joghurt-Bakterien nicht mehr soviel bewirken. Krebsforscher schließen daraus, daß die Milchsäurebakterien vorwiegend das Immunsystem aktivieren und über diesen Weg schon im Vorfeld der Tumorentstehung schützend eingreifen.

Die nützlichen Bakterien können aber auch direkt in das Krebsgeschehen eingreifen, indem sie verhindern, daß sich aus Vorstufen krebsauslösende Substanzen bilden.

Milchsäurebakterien scheinen vor allem vor Dickdarmkrebs zu schützen, da sie sich kurzfristig im Dickdarm ansiedeln und so direkt am Ort des Geschehens wirken können. Prof. Beatrice-Louise Pool-Zobel von der Bundesforschungsanstalt für Ernährung in Karlsruhe konnte das in ihren Untersuchungen bestätigen. Die Wissenschaftlerin baute ihren Versuch mit Mäusen so auf, daß er den Ernährungsgewohnheiten eines Menschen entspricht, der morgens ein Joghurt mit schützenden Milchsäurebakterien und abends ein Steak vom Grill ißt, das krebserregende Benzpyrene enthält. Die Milchsäurebakterien hatten einige Stunden Zeit, sich im Darm auszubreiten und waren dann sofort zur Stelle, als abends die Krebsauslöser aus dem Steak eintrafen.

Dabei zeigte sich nur unerhitzter Joghurt mit lebenden Milchsäurebakterien wirksam. Eine Wärmebehandlung, wie sie bei den meisten haltbaren Joghurts vorgenommen wird, zerstört nämlich die Bakterien und damit deren krebsvorbeugende Wirkung.

Die zahlreichen Forschungsergebnisse verdeutlichen, daß pflanzliche Lebensmittel sowie unerhitzter Joghurt das Risiko für weit verbreitete Krebsarten senken können. Wer sich also möglichst gut schützen will, sollte reichlich Obst und Gemüse, ausreichend Vollkornprodukte sowie Hülsenfrüchte und Joghurt essen. Krebsauslöser wie gepökeltes, gegrilltes und scharf gebratenes Fleisch, schimmelige Nahrungsmittel sowie Alkohol im Übermaß sollten dagegen links liegen gelassen werden. Die Empfehlungen wurden in einem internationalen Kodex gegen Krebs zusammengefaßt.

Internationaler Kodex gegen Krebs:
- Übergewicht vermeiden
- Fettzufuhr einschränken
- kohlenhydrat- und ballaststoffreiche Kost bevorzugen
- sparsam mit Kochsalz umgehen
- Alkohol nicht im Übermaß trinken
- geräucherte, gepökelte und gegrillte Produkte meiden
- schimmelige Nahrungsmittel meiden

Die aktuellen Erkenntnisse sagen jedoch nicht aus, daß bioaktive Substanzen eine Krebserkrankung ganz verhindern oder gar heilen können. Denn Krebs ist eben nicht nur von unserer Ernährung abhängig, sondern wird auch durch unser Immunsystem, unsere Lebensweise, die Aufnahme an krebserregenden Substanzen und vieles mehr bestimmt.

≡ Keine Angst vor Cholesterin

Seit den 1970er Jahren grassiert die Angst vor cholesterinhaltigen Nahrungsmitteln. Denn um diese Zeit wurde bekannt, daß neben hohem Blutdruck, Diabetes, Alkohol und Rauchen auch hohe Cholesterinwerte im Blut zu den Risikofaktoren für Herz-Kreislauferkrankungen zählen. Eine bestimmte Fraktion des Cholesterins, das sogenannte LDL-Cholesterin (siehe a. S. 18), lagert sich an geschädigte Blutgefäße an und trägt dazu bei, daß diese schneller verstopfen. Herzinfarkt und Schlaganfall können die Folgen sein.

In den USA hat dies zu einer regelrechten Cholesterinhysterie geführt. Auf fast allen Lebensmittelverpackungen prangt in großer Schrift »cholesterol free«, und statt Milch rühren sich die Amerikaner sogenannte Kaffeeweißer in den Kaffee, eine künstliche Mischung aus pflanzlichem Protein und Fett – garantiert milch- und cholesterinfrei. Auch in Deutschland ist ein Ende des Cholesterinwahns noch nicht in Sicht. Tierzüchtern ist es jetzt gelungen, Hühner so zu manipulieren, daß sie cholesterinärmere Eier legen. Na dann guten Appetit! Denn vermutlich ist der Rummel um den in Verruf geratenen Stoff ganz umsonst gewesen.

Wissenschaftler kommen immer häufiger zu dem Schluß, daß der Cholesteringehalt der Nahrung kaum Auswirkungen auf den Cholesterinspiegel im Blut hat. Erstens ist die Cholesterinmenge, die aus der Nahrung in das Blut aufgenommen werden kann, begrenzt, und zweitens kann der Körper in der Leber selbst Cholesterin bilden und so den Gehalt dieser Substanz im Blut regulieren. Nimmt er viel Cholesterin mit der Nahrung auf, drosselt er die körpereigene Produktion und hält so den Blutspiegel mehr oder weniger konstant.

Auch wenn der Cholesteringehalt einzelner Lebensmittel keine große Rolle spielt, so kann doch die Zusammensetzung der Nahrung insgesamt die Cholesterinkonzentration im Blut beeinflussen. Verschiedene Studien an Vegetariern und Vollwertköstlern zeigen, daß Menschen, die sich ohne Fleisch, Wurst und Eier ernähren, wesentlich günstigere Blutfettwerte aufweisen und seltener an Herzinfarkt erkranken als die Durchschnittsbevölkerung. Neben einer insgesamt gesunden Lebensweise wird der reichliche Verzehr an pflanzlichen Nahrungsmitteln wie Gemüse, Obst, Getreide und Hülsenfrüchten für die gute Gesundheit der Vegetarier verantwortlich gemacht. Denn diese Lebensmittel können die Blutfettwerte auf natürliche Weise regulieren. Sie enthalten wenig Fett, viele Ballaststoffe und zahlreiche sekundäre Pflanzenstoffe, die positiv auf den Cholesterinspiegel einwirken.

Cholesterin-Fänger aus Getreide und Hülsenfrüchten

Saponine, die hauptsächlich in Hülsenfrüchten vorkommen, binden beispielsweise Cholesterin aus der Nahrung im Darm und verhindern so, daß es in das Blut gelangt. Darüber hinaus fangen sie auch sogenannte primäre Gallensäuren ab und sorgen dafür, daß diese ausgeschieden werden. Die Gallensäuren sind deshalb so bedeutsam, weil sie in der Leber aus Cholesterin gebildet werden. Normalerweise werden die Gallensäuren, nachdem sie ihre Aufgabe bei der Fettverdauung erfüllt haben, wieder vom Darm aufgenommen, zur Gallenblase zurücktransportiert und erneut verwendet. Wenn sich allerdings Saponine an die Gallensäuren binden, sind die Moleküle so groß, daß sie nicht mehr durch die Kanäle der Darmzellen passen und mit dem Stuhl ausgeschieden werden. Die Leberzellen müssen folglich neue Gallensäuren produzieren. Als Baustoff holen sie sich dafür Cholesterin aus dem Blut. Die Folge: Der Cholesterinspiegel sinkt (siehe Abb. 5).

Den gleichen Effekt haben auch *Ballaststoffe*, die sich ebenfalls im Darm an die Gallensäuren binden. Insbesondere die löslichen Ballaststoffe wie Pektin, Guar und Beta-Glucane aus Obst, Hülsenfrüchten und Hafer können so den Cholesterinspiegel senken. Aber das ist noch nicht alles, was die früher fälschlicherweise als unnötigen Ballast bezeichneten Stoffe vermögen. Sie greifen auch an anderen Stellen in den Cholesterinstoffwechsel ein. Ballaststoffe können zwar von den Verdauungsenzymen des Menschen nicht geknackt werden, verschiedene Mikroorganismen sind jedoch ganz wild auf die faserigen Stoffe. Sie bauen diese ab und bilden kurzkettige Fettsäuren wie Buttersäure, Ameisensäure oder Essigsäure. Diese gelangen durch die Darmzellen in den Körper. Die Ameisensäure wandert durch die Blutgefäße bis zur Leber, wo es ein Schlüsselenzym der Cholesterinbildung blockiert: Die Leber kann

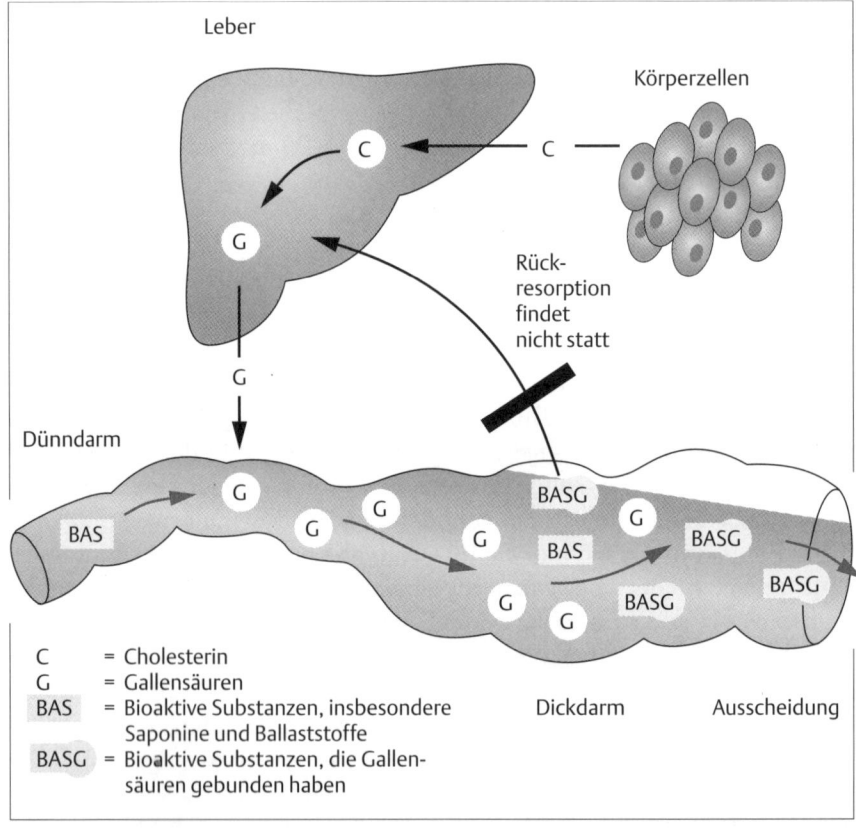

Abb. 5   So wirken Saponine und Ballaststoffe auf den Cholesterinspiegel: Bioaktive Substanzen binden Gallensäuren und verhindern so die Rückresorption in die Leber. Neue Gallensäuren werden aus Cholesterin gebildet.

dadurch weniger körpereigenes Cholesterin produzieren und der Cholesterinspiegel sinkt.

Der wichtigste Effekt einer ballaststoffreichen Ernährung auf den Cholesterinspiegel beruht aber höchstwahrscheinlich darauf, daß fast zwangsläufig auch weniger Fett gegessen wird. Denn eine fettreiche Nahrung kann unabhängig vom Choleringehalt dessen Spiegel im Blut ansteigen lassen. Ballaststoffreiche Lebensmittel wie Gemüse, Obst, Getreide und Hülsenfrüchte enthalten nur wenig Fett und sättigen gut. Da bleibt in der Regel wenig Platz im Magen für Chips oder Sahnetorten.

Phytosterine: Die guten Verwandten des Cholesterins

Eine weitere Gruppe sekundärer Pflanzenstoffe, die in den Cholesterinstoffwechsel eingreift, sind die *Phytosterine*. Das besondere an diesen Verbindungen ist, daß sie dem Cholesterin sehr ähnlich sind. Lediglich eine Seitengruppe unterscheidet das pflanzliche Sterinmolekül vom tierischen Cholesterin. Trotz dieser Ähnlichkeit haben die Phytosterine eine geradezu gegensätzliche Wirkung wie ihre tierischen Verwandten. Wegen ihrer cholesterinsenkenden Eigenschaften werden sie sogar als Arzneimittel bei herzinfarktgefährdeten Menschen eingesetzt. Bereits 3 Gramm der pflanzlichen Sterine pro Tag reichen aus, um die Cholesterinwerte merklich zu senken.

Phytosterine kommen hauptsächlich in Pflanzenölen vor. Kaltgepreßte Weizen-, Sesam- oder Sonnenblumenöle enthalten beachtliche Mengen der sekundären Pflanzenstoffe, die allerdings nur zum kleinen Teil in das Blut aufgenommen werden. Dies ist für ihre Wirksamkeit auch gar nicht nötig, denn die Phytosterine sind besonders im Darm aktiv. Sie können dort vorhandenes Cholesterin auskristallisieren und so eine Aufnahme des unerwünschten Stoffes unmöglich machen. Zusätzlich greifen sie in der Leber aber auch direkt in den Cholesterinstoffwechsel ein. Sie hemmen ein Schlüsselenzym, das an der Bildung von Cholesterin beteiligt ist. Tiere, denen 5 Prozent Phytosterine unter das Futter gemischt wurde, hatten nach knapp 3 Wochen einen deutlich niedrigeren Gesamtcholesterinspiegel, und auch die ungünstige LDL-Fraktion sank erheblich.

Knoblauch und Getreide helfen

Die *Tocotrienole* mischen ebenfalls im Cholesteringeschehen mit. Diese sekundären Pflanzenstoffe sind vorwiegend in Gerste, Hafer, Roggen und einigen Pflanzenölen enthalten und hemmen wie die Phytosterine die Produktion von körpereigenem Cholesterin in der Leber.

Ähnliches läuft auch beim Verzehr von Knoblauch ab. Verschiedene *Schwefelverbindungen* der scharfen Knolle sorgen dafür, daß in der Leber weniger Cholesterin gebildet wird. Es sind übrigens die gleichen Substanzen, die auch für die berühmt-berüchtigten Ausdünstungen nach einem Knoblauchessen verantwortlich sind. Greifen Sie trotzdem ohne Hemmungen zu, wenn es das nächste Mal Tsatsiki oder Knofibrot gibt. Ihr Herz-Kreislaufsystem wird es Ihnen danken.

Vier Schritte zu einem günstigen Cholesterinspiegel:

1. Essen Sie reichlich Gemüse, Obst, Kartoffeln, Vollkornprodukte und Hülsenfrüchte.
2. Meiden Sie bzw. reduzieren Sie den Verzehr fettreicher Lebensmittel wie Gebratenes, Frittiertes, Wurst, Speck, Torten und Süßigkeiten.
3. Verwenden Sie in Ihrer Küche pflanzliche Öle wie Olivenöl, Sonnenblumenöl oder Maiskeimöl.
4. Meiden Sie gehärtete Fette wie Margarine und Bratfette.

Daß eine insgesamt gesunderhaltende Ernährung viel mehr bewirken kann als der Verzicht auf cholesterinhaltige Produkte wie Butter und Eier, zeigt eine indische Studie. Eine Gruppe von Indern, die ein erhöhtes Risiko für Herzinfarkt hatten, aß jeden Tag mindestens 400 Gramm Obst, Gemüse, Hülsenfrüchte und Vollkornprodukte und nur wenig Fett. Nach zwölf Wochen sank ihr Cholesterinspiegel um sechs bis sieben Prozent. Eine Kontrollgruppe aß zwar ebenfalls weniger Fett, ernährte sich aber ansonsten wie bisher. In dieser Gruppe stiegen die Cholesterinwerte am Ende der Untersuchung sogar leicht an.

Bevor Sie sich also die Butter vom Brot nehmen lassen und nur noch »cholesterinfrei« einkaufen, sollten Sie sich lieber häufiger Gemüse, Obst und Getreideprodukte schmecken lassen. Das reguliert Ihren Cholesterinspiegel auf natürliche Weise.

☰ Weniger Druck aufs Blut

Am Kochsalz drohte fast ein Glaubenskrieg unter Wissenschaftlern auszubrechen. Der Streit drehte sich um die Frage, ob eine hohe Salzaufnahme den Blutdruck in die Höhe treibt, beziehungsweise ob weniger Salz in unserer Nahrung den Blutdruck senken kann. Jahrzehntelang hörten Patienten mit erhöhtem Blutdruck von ihren Ärzten den Ratschlag:»Essen Sie weniger Salz«. Die Begründung dafür schien sehr plausibel. Durch eine hohe Zufuhr an Natrium, das wir größtenteils über Kochsalz als Natriumchlorid aufnehmen, steigt der Natriumgehalt im Blut an. Um diesen zu verdünnen, strömt Wasser ins Blut, wodurch das Blutvolumen zunimmt und der Blutdruck steigt. Die hohen Mengen an Natrium irritieren zusätzlich die feinen Muskelzellen der Blutgefäße, die sich verstärkt zusammenziehen und so den Druck aufs Blut noch verstärken.

Diese Erklärung hört sich zwar recht einleuchtend an, ein geringerer Salzverzehr führte jedoch nur in manchen Fällen zum Erfolg: Während einige Ärzte den Blutdruck von Patienten durch salzarme Ernährung senken konnten, stellten andere keinen Zusammenhang zwischen Kochsalzkonsum und Bluthochdruck fest. Die Mediziner waren ratlos. Immerhin betrifft diese Frage 12 bis 15 Prozent aller Erwachsenen, also mindestens 10 Millionen Bundesbürger, die an einem hohen Blutdruck leiden. Bei ihnen steigt der Druck aufs Blut beim oberen (systolischen) Wert über 160 mmHg und beim unteren (diastolischen) über 90 mmHg hinaus. Bei gesunden Menschen liegt er unter 140 bzw. unter 85 mmHg. (Die Abkürzung mmHg ist eine physikalische Einheit für Druck und bezeichnet die Kraft, mit der eine Quecksilbersäule um einen Millimeter hochgedrückt wird.)

☰ Salz oder nicht Salz – das ist die Frage

Bedenklich ist ein hoher Blutdruck, weil er das Risiko für Herzinfarkt und Schlaganfall erhöht. Da diese Frage für die Gesundheit von Millionen Menschen auf der ganzen Welt wichtig war, sollte eine große internationale Studie Klärung bringen. Der Aufwand war gigantisch: 32 Länder beteiligten sich an der Intersalt-Studie, und in 52 Zentren wurde die Salzaufnahme und der Blutdruck von insgesamt 100.079 Menschen gemessen. Das Ergebnis war jedoch enttäuschend, denn auch diese großangelegte Untersuchung kam nicht zu einer klaren Aussage. Bei einigen Teilnehmern wurde zwar eine Beziehung zwischen Salzaufnahme und Blutdruck festgestellt, bei zahlreichen anderen jedoch nicht.

Die Wissenschaftler schlossen aus diesen uneinheitlichen Ergebnissen, daß es sogenannte salzsensitive, also gegen Salz empfindliche Menschen geben müsse, bei denen der Blutdruck durch die Salzzufuhr beeinflußt werden könne. Für die meisten Menschen gelte dieser Zusammenhang jedoch nicht. Den Salzverzehr vorbeugend einzuschränken, wie dies derzeit von den internationalen Ernährungsgremien empfohlen wird, scheint daher nicht generell für alle Menschen nötig zu sein. In der Therapie von Bluthochdruck ist die Salzeinschränkung jedoch nach wie vor sinnvoll, zumal diese Maßnahme keine Nebenwirkungen hat. Häufig kann auf diese Weise die Menge der blutdrucksenkenden Medikamente eingeschränkt werden. Da salzreiche Lebensmittel ohnehin nicht zu den gesündesten zählen, ist es ohnehin empfehlenswert, weniger Schinken, Salami, salzigen Käse, Knabberwaren und Dosengemüse zu essen.

Die Intersalt-Studie zeigte aber auch, daß es sehr wohl eindeutige Einflußfaktoren auf den Blutdruck gibt: ein hohes Körpergewicht und ein hoher Alkoholkonsum. Wer etliche Pfunde zuviel mit sich herumschleppt und sich häufig einen ordentlichen Schluck genehmigt, muß eher mit Bluthochdruck rechnen als ein normalgewichtiger Mäßigtrinker. Der Mediziner Tilman Düeke aus Paris schlägt daher vor, die jahrelang geltende Empfehlung »Eßt weniger Salz« einfach zu verkürzen in »Eßt weniger«. Doch dadurch allein kann das Problem Bluthochdruck noch nicht ausreichend gelöst werden, denn es werden noch weitere Nahrungsfaktoren mit einem hohen Blutdruck in Zusammenhang gebracht, beispielsweise die Kaliumzufuhr. Die Mineralstoffe Natrium und Kalium werden im Körper in einem ganz bestimmten Verhältnis benötigt. Gemeinsam unterhalten sie die Natrium-Kalium-Pumpe, eine Art biologische »Drehtür«, die sich in der Zellwand befindet und mit der Natrium aktiv aus der Zelle herausgeschleust werden kann, indem Kalium hineingepumpt wird. Diese Pumpe funktioniert jedoch nur, wenn dem Körper ausreichend Kalium zur Verfügung steht. Dies ist bei unserer heutigen Ernährungsweise keineswegs der Fall. Vielmehr nehmen wir deutlich mehr Natrium in Form von Kochsalz auf als Kalium, das vorwiegend in Gemüse und Hülsenfrüchten enthalten ist.

Warum haben Vegetarier seltener Probleme mit dem Blutdruck?

Der Ernährungsmediziner Helmut Rottka aus Berlin untersuchte Anfang der 1980er Jahre eine größere Gruppe von Vegetariern in einer kontrollierten Studie. Im Auftrag des Bundesgesundheitsamtes nahm er die Ernährungsgewohnheiten und den Gesundheitszustand von 372 Vegetariern unter die Lupe. Die Ergebnisse wurden mit denen einer Gruppe von Nicht-Vegetariern verglichen, die ähnlich gesund lebten – sprich die Sport trieben, nicht rauchten und kaum Alkohol tranken. Obwohl bei beiden Gruppen der Blutdruck überwiegend unter der kritischen Grenze lag, war er bei den vegetarisch lebenden Teilnehmern noch etwas geringer. Im Vergleich mit dem Rest der Bevölkerung litten die Vegetarier deutlich seltener an einem hohen Blutdruck (siehe Tab. 3 auf der nächsten Seite).

Diese Ergebnisse wurden durch zahlreiche weitere Beobachtungen an Vegetariern bestätigt. Wissenschaftler vom mexikanischen Zentrum für Ernährung fanden heraus, daß in Mexiko lebende Vegetarier etwa 20 Prozent weniger Natrium und 37 Prozent mehr Kalium aufnahmen als normal essende Mexikaner. Sie bereiteten ihre Nahrung nämlich überwiegend aus kaliumreichem Gemüse und Bohnen selbst zu. Fertiggerichte, wie sie von den Nicht-Vegetariern bevorzugt wurden, kamen hier nur selten auf den Tisch. Nur 2,7 Prozent der Vegetarier hatten einen erhöhten Blutdruck, von der Vergleichsgruppe wiesen dagegen 11 Prozent erhöhte Werte auf.

Blutdrucksenkende Stoffe in Lebensmitteln

Vegetarische Kost unterscheidet sich nicht nur durch ihre Natrium- und Kaliumgehalte vom Durchschnittsessen. Auch bei zahlreichen Ballaststoffen und einigen sekundären Pflanzenstoffen haben Wissenschaftler einen Einfluß auf den Blutdruck festgestellt. Allerdings ist bis heute nur sehr wenig darüber bekannt, wie diese Stoffe genau wirken.

Tab. 3   Der Blutdruck von Vegetariern und Nicht-Vegetariern in Abhängigkeit der täglichen Kalium- und Natriumaufnahme

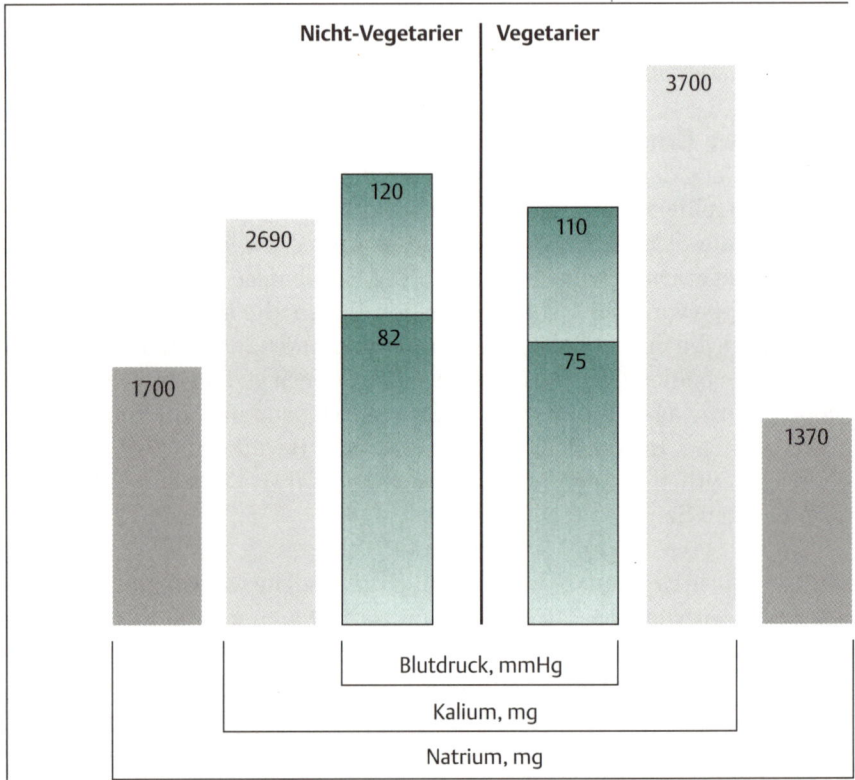

Ein günstiger Einfluß auf den Blutdruck wurde bei *Ballaststoffen* aus Bohnen beobachtet. Offenbar sind es die kurzkettigen Fettsäuren, zu denen die Ballaststoffe von Darmbakterien abgebaut werden, die auf den Blutdruck einwirken. Pektine aus Äpfeln, Zitrusfrüchten und anderem Obst konnten ebenfalls den Blutdruck senken.

Wie bei fast allen Risikofaktoren für Herz-Kreislauferkrankungen ist der *Knoblauch* auch bei einem hohen Blutdruck nützlich. Diese kleine Wunderknolle wirkt sich insbesondere bei Menschen mit sehr hohem Blutdruck und Durchblutungsstörungen der Extremitäten günstig aus. Verantwortlich dafür wird der Inhaltsstoff *Adenosin* gemacht, der auch in Zwiebeln reichlich vorkommt. Insgesamt scheint die blutdrucksenkende Wirkung von Zwiebeln jedoch eher gering zu sein. Bei weiteren sekundären Pflanzenstoffen aus asiatischen Pilzen, Süßholzwurzeln und Braunalgen wird ebenfalls ein Einfluß auf den Blutdruck diskutiert.

Kaffee bei Bluthochdruck?

Sekundäre Pflanzenstoffe können sich aber auch ungünstig auf den Blutdruck auswirken. In Verruf gekommen ist vor allem der Kaffee. Zahlreiche Studien kamen zu dem Ergebnis, daß der schwarze Muntermacher den Blutdruck in die Höhe treibt. Andere Studien wiederum stellten keine Veränderung nach Kaffeekonsum fest. Die unterschiedlichen Aussagen spalteten die Ärzte in zwei Lager: Mal wurde Kaffee für Patienten mit hohem Blutdruck strikt abgelehnt, ein anderes Mal als unbedenklich eingestuft. Schließlich kamen Wissenschaftler darauf, daß der Einfluß stark davon abhängt, wie oft der Betreffende Kaffee trinkt. Wer sich nur selten einmal eine Tasse einschenkt, ist scheinbar sehr viel empfindlicher für die Wirkung des *Koffeins* und reagiert prompt mit hohem Blutdruck. Solche Gelegenheitskaffeetrinker spüren die Wirkung des Koffeins oft auch an einem erhöhten Pulsschlag und an schlaflosen Nächten. Regelmäßigen Kaffeetrinkern bereitet das gar keine Probleme. Ihr Körper hat sich an die Wirkung des Koffeins gewöhnt, und ihr Blutdruck bleibt auch nach mehreren Tassen Kaffee unverändert. Die Zubereitungsart wirkt sich geringfügig auf den Koffeingehalt aus: Filterkaffee enthält etwas mehr Koffein als aufgebrühter Kaffee. Auf den Blutdruck hat dies jedoch wegen der Gewöhnungseffekte kaum einen Einfluß.

Die Wirkung des Koffeins beruht vermutlich unter anderem darauf, daß es ein Gegenspieler zu dem Adenosin aus Knoblauch und Zwiebeln ist. Da Koffein eine sehr ähnliche Form wie Adenosin hat, kann es wahrscheinlich dessen blutdruckregulierende Wirkung behindern. Aber auch bei den zahlreichen anderen sekundären Pflanzenstoffen in Kaffee – mehr als hundert sind bereits identifiziert – ist ein Einfluß auf den Blutdruck denkbar. Koffeinempfindliche Menschen sollten Kaffee daher lieber meiden. Stattdessen sollten sie reichlich kaliumreiches Gemüse einschließlich Knoblauch sowie Hülsenfrüchte essen, um sich vor Bluthochdruck zu schützen.

Ruhige Wogen beim Blutzuckerspiegel

Eine Krankheit kommt leider selten allein. Nur allzu oft stellt der Arzt gleich mehrere Stoffwechselstörungen auf einmal fest: Diabetes, hoher Blutdruck, zu hohe Blutfettwerte, hoher Cholesterinspiegel und Übergewicht treten häufig zusammen in Erscheinung. Die Mediziner sprechen dann vom metabolischen Syndrom, das heißt einer chronischen Entgleisung des gesamten Stoffwechsels. In der Regel haben alle diese Störungen eine gemeinsame Ursache: die Überernährung. Wer sein Leben lang zu viele Kalorien, zu viel Fett, Protein und isolierte Kohlenhydrate wie Zucker in sich hineinspachtelt, muß damit rechnen, daß sein Stoffwechsel irgendwann einmal nicht mehr mitmacht. Der Hauptauslöser für dieses Bündel an Krankheiten ist nach Ansicht verschiedener Mediziner ein aus der Bahn geratener Kohlenhydratstoffwechsel.

Wie kommt es zum Diabetes?

Besonders Menschen, die eine erbliche Veranlagung dazu haben, erkranken häufig an Diabetes mellitus Typ II. Etwa 4 Prozent aller Bundesbürger sind von dieser chronischen Erkrankung betroffen. Da sie meist erst ab dem 40. Lebensjahr auftritt, wird sie auch Altersdiabetes genannt, im Gegensatz zu Diabetes Typ I, der sich bereits in jungen Jahren bemerkbar macht. Diabetiker erkennt man daran, daß ihr Blutzuckerspiegel unnatürlich hoch ist. Während er normalerweise zwischen 60 und 140 Milligramm pro Deziliter Blut schwankt, kann er beim Diabetiker über 120 bis 200 Milligramm hinausgehen. Ein zu hoher Blutzuckerspiegel ist auf Dauer gefährlich und muß durch Medikamente gesenkt werden.

Der Blutzucker – chemisch korrekter Glucose – hat die Aufgabe, unsere Zellen mit Energie zu versorgen. Das Hormon Insulin dient dabei als Transportmittel, mit dem die Glucose durch die Zellwand geschleust wird. Ist nicht genug Insulin vorhanden oder kann es nicht richtig wirken, gelangt die Glucose nicht in die Zellen und staut sich stattdessen im Blut an – die Zuckerwerte steigen. Die nach Energie hungernden Zellen lösen daraufhin zahlreiche Alarmsignale aus, die eigentlich für Notzeiten vorgesehen sind. Werden sie ständig in Anspruch genommen, bringt das den Stoffwechsel allmählich durcheinander. Die Blutfettwerte steigen, und der Nährstoffaustausch zwischen den Zellen gerät aus der Bahn. Späte Folgen eines ständig erhöhten Blutzuckerspiegels können Nierenerkrankungen, Nervenstörungen, Augenschäden und Arteriosklerose sein.

Wenn das Insulin schlapp macht

Im Gegensatz zu Diabetes Typ I herrscht bei den Altersdiabetikern kein Mangel an Insulin vor, sondern genau das Gegenteil. Der Körper produziert zu Beginn der Krankheit überdurchschnittlich viel Insulin. Dies gab den Diabetesforschern zunächst einige Rätsel auf. Denn normalerweise bedeutet ein hoher Insulinspiegel, daß viel Glucose in die Zelle transportiert werden kann. Doch bald schon kamen sie auf die Lösung: Das Insulin dieser Diabetiker hat weitgehend seine Fähigkeit verloren, Glucose in die Zellen einzuschleusen. Die entsprechenden »Andockstellen« an den Zellwänden sind nicht mehr in der Lage, den Insulin-Glucosekomplex zu binden. Wissenschaftler vermuten, daß diese Resistenz der Insulinrezeptoren mit unserer Ernährung zusammenhängt. Werden nämlich über Jahre hinweg viele zuckerhaltige Lebensmittel wie Süßigkeiten oder Kuchen gegessen, wird das Blut ständig mit einer hohen Menge an Zucker konfrontiert. Um diesen Zucker schnell wieder abzutransportieren, sind große Mengen an Insulin nötig. Die Bauchspeicheldrüse produziert fleißig nach. Nach einiger Zeit gewöhnt sich der Körper an die hohen Insulinmengen und fängt an, die Wirksamkeit des Hormons zu reduzieren – es entsteht Diabetes Typ II. In der Anfangsphase der Krankheit läßt sich diese Insulinresistenz teilweise wieder rückgängig machen. Wenn der in der Regel übergewichtige Typ-II-Diabetiker überflüssige Pfunde abspeckt und seine Ernährungsweise verändert, kann er meist ganz auf blutzuckersenkende Medikamente oder Insulinspritzen verzichten.

=== Ballaststoffe bremsen den Blutzuckerspiegel

Eine ballaststoffreiche Nahrung kann den Körper bei der Regulation des Blutzuckers unterstützen. Durch ihre besondere Struktur können die *Ballaststoffe* im Verdauungstrakt aufquellen und eine gelartige Masse bilden. Dies erschwert die Arbeit der kohlenhydratabbauenden Enzyme. Denn sie müssen sich erst durch den zähen Speisebrei vorarbeiten, bevor sie an die Kohlenhydrate herankommen, um sie in ihre Einzelbausteine zu zerlegen. Auch die einzelnen Zuckermoleküle können sich in dem gelartigen Speisebrei nicht so schnell bewegen und gelangen nur mit Verzögerung zur Darmwand, wo sie von den Blutgefäßen aufgenommen werden. Dadurch steigt der Blutzuckerspiegel nur langsam an, und die Bauchspeicheldrüse, die das Insulin produziert, wird nicht überfordert (siehe Abb. 6 auf der nächsten Seite). Besonders die löslichen Ballaststoffe aus Linsen, Bohnen, Weizen, Hafer und Kohlgemüse wirken sich günstig auf den Blutzuckerspiegel aus (siehe Tab. 4). Vermutlich trägt ein regelmäßiger Verzehr dieser Lebensmittel dazu bei, daß sich Altersdiabetes erst gar nicht entwickelt. Beobachtungen von Epidemiologen bestätigen dies: Menschen, die regelmäßig ballaststoffreiche Lebensmittel essen, erkranken seltener an Diabetes Typ II.

Aber auch Menschen, die bereits Diabetes haben, profitieren von den nützlichen Ballaststoffen. Einige Diabetiker konnten sogar durch eine regelmäßige Aufnahme von Ballaststoffen die Insulinmenge verringern, die sie täglich spritzten.

Wieviel Ballaststoffe dafür genau nötig sind, darüber sind sich die Experten noch uneinig. Dies hängt auch davon ab, welche Ballaststoffe aufgenommen werden. So wirken wasserlösliche Ballaststoffe wie Pektin auf den Blutzuckerspiegel stärker als wasserunlösliche Ballaststoffe wie Zellulose. Während einige Untersuchungen bereits mit 20 Gramm Ballaststoffen Erfolge verzeichneten, wirkten sich in anderen Studien erst 40 Gramm und mehr regulierend auf den Blutzuckerspiegel

---

Tab. 4   Ballaststoffe, die den Blutzuckerspiegel senken

Lebensmittel	Ballaststoff	Wirkung auf Blutzuckerspiegel
Obst, Gemüse	Pektin	↓
Hülsenfrüchte	Hemizellulose	↓
Hafer, Roggen, Gerste	Beta-Glucane	↓
Weizen	Zellulose	↓

aus. Doch auch diese Menge stellt bei einer Ernährung, die reich an pflanzlichen Lebensmitteln ist, kein Problem dar. Vollwertköstler, bei denen Gemüse, Obst und Getreide ganz oben auf dem Speiseplan stehen, kommen locker auf 50 Gramm pro Tag. Und das, ohne eine spezielle Diät einzuhalten oder Präparate einzunehmen. Der durchschnittliche Bundesbürger erreicht dagegen gerade einmal die Hälfte – möglicherweise zu wenig, um sich vor Altersdiabetes zu schützen.

Ballaststoffe haben sich darüber hinaus auch bei anderen Symptomen des metabolischen Syndroms als nützlich erwiesen, beispielsweise bei erhöhten Blutfettwerten und erhöhten Cholesterinspiegeln.

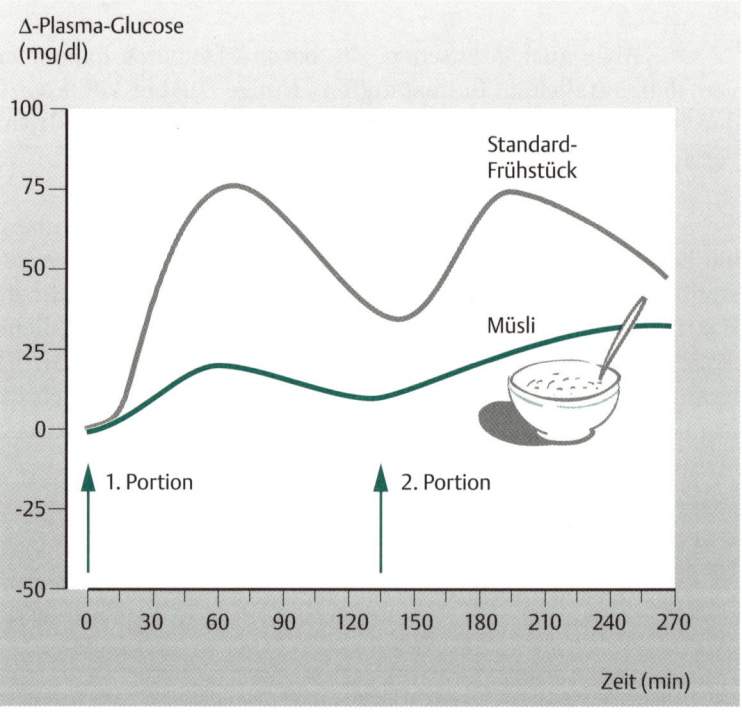

Abb. 6   Ein Müsli aus frischem Getreide, Dickmilch und Obst treibt den Blutzucker von Diabetikern bei weitem nicht so hoch wie ein normales Frühstück aus Mischbrot, Margarine, Quark, Marmelade und Wurst.

Daher sind sich alle Experten einig – was selten genug vorkommt: Wir sollten mehr Ballaststoffe aufnehmen – über Gemüse, Obst, Getreide und Hülsenfrüchte.

Sekundäre Pflanzenstoffe hemmen den Stärkeabbau

Obst, Gemüse, Getreide und Hülsenfrüchte enthalten zudem zahlreiche sekundäre Pflanzenstoffe, die sich ebenfalls vorteilhaft auf den Blutzuckerspiegel auswirken. Die meisten dieser Stoffe greifen in die Stärkeverdauung ein. Stärke ist ein Kohlenhydrat, das in Lebensmitteln wie Brot, Nudeln und Kartoffeln vorhanden ist. Im Verdauungstrakt wird die Stärke von Enzymen in ihre Bestandteile Glucose zerlegt, die dann im Blut als Blutzucker auftaucht.

Die Verdauung der Stärke beginnt bereits im Mund. Ein Enzym aus dem Speichel spaltet die langen Stärkeketten in kleinere Abschnitte. *Enzyminhibitoren*, *Phytinsäure* und *Tannine* aus Hülsenfrüchten und Getreide behindern die Arbeit dieses Enzyms. So unerwünscht die Wirkung solcher Inhibitoren sonst ist, in diesem Fall erweisen sie sich als sehr nützlich. Da die Stärke nicht so schnell abgebaut werden kann, gelangen die Glucosebausteine nur verzögert ins Blut, und der Blutzuckerspiegel steigt nur allmählich an. Die kanadische Medizinerin L.U. Thompson hat diesen Effekt in zahlreichen Versuchen nachgewiesen. Sie gab einer Auswahl an Personen phytinsäurereiches Brot zu essen und verfolgte anschließend den Blutzuckerverlauf. Dieser stieg geringer an, als dies üblicherweise der Fall ist. Tanninhaltige Bohnen zeigten im Tierversuch den gleichen Effekt.

Insbesondere Hülsenfrüchte und Getreide sorgen also über Ballaststoffe und sekundäre Pflanzenstoffe für einen günstigen Blutzuckerverlauf. Sie sollten in der Kost von Diabetikern und diabetesgefährdeten Menschen nicht fehlen.

☰ So bleibt das Blut in Fluß

Wenn wir uns in den Finger schneiden, schießt das Blut oft nur so heraus. Doch schon nach wenigen Minuten wird das Blut dick und dunkel und verstopft die verletzte Stelle. Was so einfach aussieht, ist ein komplizierter Mechanismus, der verhindert, daß wir verbluten. Ausgelöst durch die Verletzung der Blutgefäße kommen verschiedene biochemische Reaktionen ins Rollen, die dazu führen, daß sich die Blutzellen miteinander verklumpen und einen festen Pfropf bilden (siehe Abb. 7).

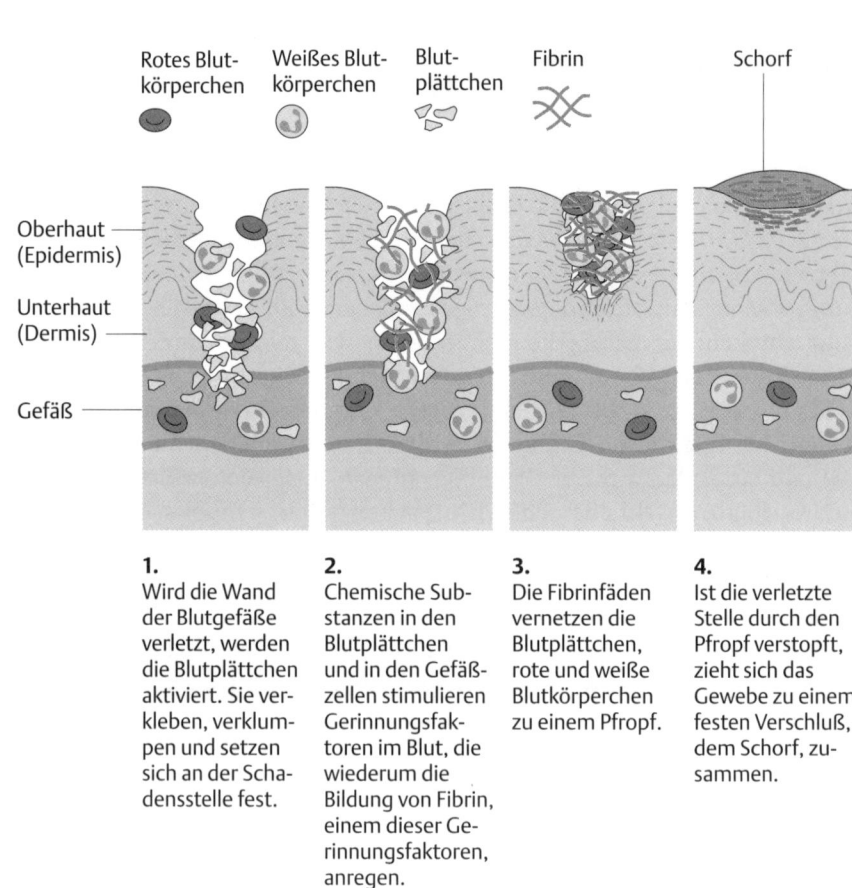

Rotes Blut-körperchen   Weißes Blut-körperchen   Blut-plättchen   Fibrin   Schorf

Oberhaut (Epidermis)

Unterhaut (Dermis)

Gefäß

1.
Wird die Wand der Blutgefäße verletzt, werden die Blutplättchen aktiviert. Sie verkleben, verklumpen und setzen sich an der Schadensstelle fest.

2.
Chemische Substanzen in den Blutplättchen und in den Gefäßzellen stimulieren Gerinnungsfaktoren im Blut, die wiederum die Bildung von Fibrin, einem dieser Gerinnungsfaktoren, anregen.

3.
Die Fibrinfäden vernetzen die Blutplättchen, rote und weiße Blutkörperchen zu einem Pfropf.

4.
Ist die verletzte Stelle durch den Pfropf verstopft, zieht sich das Gewebe zu einem festen Verschluß, dem Schorf, zusammen.

Abb. 7   So funktioniert die Blutgerinnung

Solche Blutgerinnsel entstehen nicht nur bei äußeren Wunden, sondern können sich auch in den Blutgefäßen bilden. Besonders häufig kommen sie bei Arteriosklerose-Patienten vor, da bei ihnen die Blutgefäße geschädigt sind. Für diese Patienten kann eine solche Thrombose lebensbedrohlich sein. Verstopft der Blutklumpen eine wichtige Ader, kann die Blutversorgung zum Herzen oder Gehirn unterbrochen werden. Herzinfarkt oder Schlaganfall sind die dramatischen Folgen.

Damit so eine kleine Blutgerinnung nicht gleich zu einem lebensbedrohenden Vorgang wird, ist unser Körper gleichzeitig in der Lage, Gerinnsel wieder aufzulösen. Verschiedene Gewebs- und Blutaktivatoren übernehmen diese Aufgabe. Insbesondere für Herzinfarktgefährdete ist es wichtig, daß ausreichend dieser auflösenden Stoffe zur Verfügung stehen. Einige Betroffene nehmen sogar Medikamente ein, die die Blutgerinnung herabsetzen.

Knoblauch und Zwiebeln verhindern Blutgerinnsel

Bestimmte Stoffe aus Nahrungsmitteln können die Gerinnungsneigung des Blutes beeinflussen. Am bekanntesten sind die *Omega-3-Fettsäuren*, die vor allem in Meeresfischen sowie in einigen Samen vorkommen. Eskimos, die sehr viel Fisch essen und somit reichlich Omega-3-Fettsäuren aufnehmen, haben daher ein dünneres Blut, das nicht so schnell gerinnt. Aber auch andere Volksgruppen wissen sich durch eine Therapie mit Messer und Gabel vor Thrombosen zu schützen. Inder beispielsweise verzehren traditionell große Mengen an Knoblauch und Zwiebeln. In einer Untersuchung konnte ein positiver Einfluß dieser Zwiebelgewächse auf die Blutgerinnung nachgewiesen werden: Aßen die Versuchspersonen –wie in der indischen Kost üblich – pro Woche mindestens 50 Gramm frischen Knoblauch und 600 Gramm Zwiebeln, hatten sie eine deutlich niedrigere Blutgerinnungszeit als eine Vergleichsgruppe, bei der weder Zwiebeln noch Knoblauch auf dem Speiseplan standen.

Insbesondere zwei Schwefelverbindungen aus Knoblauch können die Blutgerinnungszeit reduzieren: *Allicin* und *Ajoen*. Wissenschaftler vergleichen die Wirkung des Ajoens sogar mit der von Aspirin, das von einigen Herzinfarktgefährdeten zur Verringerung des Thromboserisikos vorbeugend eingenommen wird. Der Wirkstoff kommt allerdings nur in frischem Knoblauch vor, in Knoblauchpulver oder -extrakten konnte er nicht nachgewiesen werden.

In einer anderen Untersuchung zeigten sich 10 Gramm frischer Knoblauch als wirksam, das sind etwa 3 Zehen am Tag. Wurde zusätzlich eine mittelgroße Zwiebel verspeist, erhöhte sich der blutverdünnende Effekt nochmals.

Flavonoide schützen doppelt vor Herzinfarkt

Die *Flavonoide*, die in vielen Obst- und Gemüsearten sowie in Rotwein, schwarzem und grünem Tee vorkommen, wirken sich ebenfalls günstig auf unseren Blutfluß aus. Da sie gleichzeitig Schäden durch freie Radikale entgegenwirken (siehe S. 16 ff), bieten sie einen doppelten Schutz vor Herz-Kreislauferkrankungen. Menschen, die viel Flavonoide mit ihrer Nahrung aufnehmen, erleiden daher auch seltener einen Herzinfarkt.

An der Universität Wisconsin, Madison, USA, wurde festgestellt, daß Grapefruitsaft Patienten vor Thrombosebildung schützen kann. Die Flavonoide in dem Fruchtsaft verhinderten erfolgreich, daß sich Blutplättchen zu häufig verklumpten. Jetzt hofft man, aus Grapefruit ein Präparat herstellen zu können, das wie Acetylsalicylsäure, dem Hauptwirkstoff von Aspirin, wirkt. Grapefruitsaft hätte den Vorteil, daß er viel verträglicher als Acetylsalicylsäure ist und weder Magen noch Leber angreift.

Andere Substanzen, die die Blutgerinnung beeinflussen, wurden in Sojabohnen, chinesischen Speisepilzen, Ingwer und Roggen gefunden. Es ist daher zu erwarten, daß sich eine Ernährung, die reich an pflanzlichen Lebensmitteln ist, positiv auf unseren Blutfluß auswirkt. Insbesondere für herzinfarktgefährdete Menschen ist dies von Bedeutung.

Apotheke aus der Natur

Bisher wurden vor allem die vorbeugenden Wirkungen der bioaktiven Substanzen auf die Zivilisationskrankheiten beschrieben. Dies ist jedoch bei weitem noch nicht alles, was die Stoffe aus der Pflanze leisten können. Sehr viele Pflanzen besitzen sogar heilende Kräfte. Lange bevor die Medizin die synthetischen Arzneimittel erfand, waren Pflanzen die einzigen Medikamente, die zur Heilung von Krankheiten zur Verfügung standen. Bereits 1500 Jahre vor Christus wurden Wunden mit Zwiebeln behandelt, und Knoblauch galt schon in der altchinesischen Medizin als hilfreich gegen Geschwüre und Darmparasiten. Nahezu alle Krankheiten wurden mit Tees, Tinkturen und Umschlägen aus den verschiedensten Heilpflanzen behandelt. Für jedes Zipperlein war ein Kraut gewachsen – man mußte es nur kennen.

Das alte Wissen der Erfahrungsmedizin lebt weiter

Das Wissen um die Wirkungen der Pflanzen stammt aus den jahrtausendealten Erfahrungen, die der Mensch im Laufe seiner Entwicklung mit den Pflanzen gemacht hat. Bereits der steinzeitliche Urmensch bekämpfte Unwohlsein oder Magen-Darm-Beschwerden mit bestimmten Kräutern. Daß dieses Wissen bis heute erhalten blieb, verdanken wir den vielen Heilern, »Hexen« und Badern, die ihre Erfahrungen von Generation zu Generation weitergegeben haben. Einige griechische Ärzte der Antike wie Diokles oder Galenos machten sich die Mühe, die mündlich überlieferten Heilwirkungen der Pflanzen in umfassenden Kräuterbüchern zusammenzufassen. Später waren es die Mönche und Nonnen der mittelalterlichen Klöster, die die Heilkräuterkunde pflegten und für die Nachwelt erhielten. Ihnen haben wir es zu verdanken, daß die Heilwirkungen der Pflanzen im fortschrittsgläubigen Medizinzeitalter nicht ganz in Vergessenheit geraten sind.

In der Zeit der modernen Antibiotika und Medikamente wurde die Pflanzenheilkunde viele Jahre als unwissenschaftlich abgelehnt. Heute stürzen sich die Wissenschaftler jedoch wieder auf die alten Schriften, auf der Suche nach pharmakologisch wirksamen Stoffen aus der Pflanze. Denn mittlerweile haben zahlreiche Untersuchungen bewiesen, daß unsere Vorfahren doch recht hatten: Verschiedene überlieferte Wirkungen der Heilpflanzen konnten wissenschaftlich nachgewiesen und einzelne Inhaltsstoffe dafür verantwortlich gemacht werden –überwiegend sekundäre Pflanzenstoffe. Etliche dieser Stoffe standen bereits Pate für moderne synthetische Arzneimittel. So wurde das Schmerzmittel Aspirin zunächst aus dem weißblühenden Medesüß gewonnen. Und Substanzen aus dem giftigen Fingerhut ergaben wichtige Wirkstoffe für Herzmedikamente. Auch einige unserer täglich verzehrten Lebensmittel zählen zu diesen heilenden Pflanzen. Vor allen Dingen Gemüse hat sich bei zahlreichen Beschwerden als wirksam erwiesen. Verschiedene Gemüsearten lindern Entzündungen, fördern die Verdauung, regen den Appetit an, entkrampfen bei Blähungen und begünstigen den Gallen- und Harnfluß.

Heilendes aus Bohnen und Sellerie

Die Schalen der Gartenbohnen haben den Ruf, harntreibend zu wirken. Die getrockneten Hülsen der ausgereiften Bohnen sind daher in vielen Blutreinigungstees enthalten. Homöopathisch verdünnt werden sie bei Wassersucht und Blasenleiden verschrieben.

Ebenfalls als harntreibend gilt Sellerie. Sowohl die aromatische Wurzel als auch das Kraut oder die daraus gewonnenen ätherischen Öle werden in der Volksmedizin bei Wassersucht sowie Blasen- und Nierensteinen verwendet. Der Patient soll täglich eine große Portion Sellerie als Salat oder Gemüse verspeisen bzw. den frisch gepreßten Saft trinken. Ihren Ruf als Aphrodisiacum hat die Sellerie allerdings vermutlich zu Unrecht. Obwohl nicht auszuschließen ist, daß einige ätherische Öle oder Steroide Einfluß auf die Sexualfunktionen haben, ist es im Fall der Sellerie wohl eher Wunsch als Wirklichkeit. Denn diese Stoffe kommen in nur so geringen Mengen in der weißen Knolle vor, daß sie keinen Einfluß auf das Liebesleben haben können.

Wenn die Prostata zwickt ...

Daß nicht alle überlieferten Heilwirkungen unbedingt stimmen müssen, zeigt auch der Spargel. Seine harntreibende Wirkung galt als so wichtig, daß die edlen Stengel bzw. die getrockneten Wurzeln früher in jeder Apotheke vorrätig waren. Bei Wassersucht, Blasenleiden oder Gicht wurden oft mehrwöchige Spargelkuren verschrieben.

Der Apotheker Mannfried Pahlow hält eine solche Spargelkur allerdings eher für ein luxuriöses Vergnügen als für eine therapeutische Maßnahme. Mit moderner Analytik ließen sich nämlich keine harntreibenden Stoffe im Spargel feststellen.

Erwiesenermaßen wirksam dagegen sind Kürbiskerne. Sie werden bei Blasenleiden und Prostatabeschwerden sogar von einigen Schulmedizinern verordnet. Die Samen der dicken, fleischigen Kürbisköpfe enthalten verschiedene Inhaltsstoffe wie *Phytosterine*, die in den Mechanismus der Harnentleerung eingreifen. Zwei- bis dreimal täglich ein Teelöffel Kürbiskerne reicht aus, um Prostatabeschwerden vorzubeugen. Allerdings sind nicht alle Kürbiskerne gleich wirksam, je nach Sorte ist der Gehalt an den erwünschten Inhaltsstoffen unterschiedlich hoch. Wer ganz sicher gehen will, sollte Kürbiskerne aus Apotheken und Reformhäusern kaufen, da diese auf ihre Wirkstoffe hin überprüft werden.

Auch parasitäre Würmer, insbesondere Bandwürmer, werden seit alters her mit Kürbiskernen ausgetrieben. Ein Brei aus 200 bis 400 Gramm gemahlenen Kernen, mit etwas Milch und Honig vermischt, soll die unliebsamen Schmarotzer bei Kindern vertreiben. Erwachsene benötigen die doppelte Dosis. Wer so große Mengen auf einmal nicht herunterbekommt, kann auch 2 Wochen lang täglich eine Handvoll Kürbiskerne kauen oder 30 g Kürbiskernöl auf einmal schlucken. Anschließend sollte in allen Fällen ein leichtes Abführmittel, z. B. Rizinusöl, eingenommen werden.

═══ Erstaunliche Wirkungen von Möhren

Ebenfalls als Anti-Wurmmittel angepriesen werden Möhren. Selbst in der Schulmedizin gilt Möhrenbrei als erfolgreiches Mittel gegen Madenwürmer bei Kindern. Im Gegensatz zu den normalerweise verordneten giftigen Wurmmitteln sind Möhren absolut frei von Nebenwirkungen. Kinderärzte empfehlen bei Wurmbefall, 1 bis 2 Tage lang nur frisch geriebene Möhren zu geben – soviel die Kinder wollen. Auch frisch gepreßter Möhrensaft scheint zu helfen. Vermutlich können sowohl die ungewohnte Nahrung als auch ätherische Öle die unerwünschten Darmbewohner vertreiben.

Eine Karottendiät hat sich auch bei Durchfall von Säuglingen und Kleinkindern bewährt. Dies wird vor allem auf den hohen *Pektingehalt* der orangefarbenen Wurzeln zurückgeführt. Die löslichen Ballaststoffe bilden im Verdauungstrakt mit Wasser ein Gel, das sich wie ein Schutzfilm über die gereizten Darmschleimhäute legt.

Daß Möhren früher auch noch zu anderen Zwecken eingesetzt wurden, gibt ein Spruch von Petrus Andreas Matthiolus aus dem Jahr 1563 wieder. Der Leibarzt von Kaiser Ferdinand I. schrieb über die *»Würckung von Möhren: Die Möhren gesotten, sind lieblich zu essen, dem Magen nützlich, treiben den Harn, bringen Lust zur Speiss und zu den ehlichen Wercken«.*

═══ Nicht ärgern – Kohl essen

Ebenfalls als Allheilmittel galt Kohl. Die gewaschenen und gewalzten Blätter wurden noch bis ins 19. Jahrhundert hinein auf Wunden und Geschwüre gelegt, und bei innerlichen Magen-Darmentzündungen wurde Kohlsaft, verordnet. Daß Kohl tatsächlich Linderung bei Magengeschwüren bringen kann, wurde bereits 1950 wissenschaftlich bestätigt. Untersuchungen in amerikanischen und schweizerischen Kliniken ergaben, daß ein Liter Kohlsaft, täglich getrunken, Magen- und Zwölffingerdarm-Entzündungen schneller abklingen ließ. Subjektive Beschwerden wie das saure Aufstoßen oder Schmerzen verschwanden durch das kohlige Getränk bereits nach 1 bis 2 Tagen. Verantwortlich für

diese Wirkung wird eine Verbindung der Aminosäure Methionin gemacht. Wegen ihrer Fähigkeit, die Schleimhäute von Magen und Darm
zu schützen, wurde sie auch Anti-Ulkus-Faktor (Ulkus = Geschwür) genannt und zunächst sogar als ein Vitamin – Vitamin U – eingestuft.

Das Allheilmittel Knoblauch

Bei krampfartigen Schmerzen in Magen und Darm kann Knoblauch helfen. Die frische Knolle wirkt entspannend und erweiternd auf
die Blutgefäße und stärkt die Darmflora. Unerwünschte Keime, die übelriechende Gase bilden, können so vertrieben werden. Auch bei fettem Essen ist es sinnvoll, mit Knoblauch zu würzen, da er den Gallenfluß anregt
und so dazu beiträgt, daß das Fett gut verdaut wird. 5 bis 10 Knollen pro
Tag werden bei Erkrankungen der Verdauungsorgane empfohlen – doch
Vorsicht: bei empfindlichen Personen können die scharfen Öle die
Schleimhäute reizen. Für Atemwegserkrankungen wie Bronchitis und
Husten ist Knoblauch in der Volksheilkunde ebenfalls weit verbreitet. Er
wird ausgepreßt mit Milch und Honig eingenommen, oder man kocht aus
Knoblauchzehen, Honig und Wasser einen Sirup.

Die Zwiebel wird in der Volksmedizin ähnlich wie Knoblauch
verwendet, obwohl ihre antibiotische Wirksamkeit geringer ist. Neben
ihrem günstigen Einfluß auf Erkältungen gelten Zwiebeln als sekre-
tionsanregend, verdauungsfördernd, appetitsteigernd und wassertrei-
bend. Es gibt also genug Gründe, die Zwiebel in unserer Küche häufig
einzusetzen, zumal man nach Zwiebelgenuß nicht so stark »duftet« wie
nach Knoblauch.

Die scharfen Senföldrogen

Auch die scharfen ätherischen Öle der Meerrettichwurzel machen sich die Pflanzenheilkundler zu Nutze. Besonders bei Husten sowie
bei Nieren- und Blaseninfektionen hat sich Meerrettich ebenso wie Kresse als hilfreich erwiesen. Die dafür verantwortlichen *Senföle* werden wegen ihrer starken antimikrobiellen Wirkung auch als »Breitbandantibio-
tika« bezeichnet (siehe a. S. 30). Der fettlösliche Pflanzenstoff wird im

Dünndarm aufgenommen und zum großen Teil unverändert über Harn- und Atemwege ausgeschieden. Deswegen wirken die ätherischen Öle der scharfen Wurzeln und Blätter bei Blasenentzündungen und Husten besonders gut. Eine Menge von 10 bis 20 Gramm Meerrettich reicht aus, um eine therapeutische Wirkung zu erzielen. Die Wurzel wird gerieben und mit der gleichen Menge an Honig vermischt. 2- bis 3mal täglich ein Eßlöffel davon soll die Entzündung vertreiben. Wird der Brei pur auf die Stirn oder Wange gestrichen, kann er Kopfschmerzen und Zahnweh zum Abklingen bringen. Die scharfen Öle können allerdings die Haut reizen, weshalb Sie solche Breiumschläge erst einmal vorsichtig austesten sollten.

=== Bitteres lockt die Körpersäfte

Zahlreiche andere Gemüsearten sind wegen ihrer Bitterstoffe in der Naturmedizin beliebt. Vor allem Endiviensalat und Chicorée enthalten reichlich der bitteren *Lactane*. Ihre beruhigende Wirkung wurde bereits im Altertum geschätzt: Als Einschlafhilfe kam abends ein bitterer Salat auf den Tisch. Die Bitterstoffe sollen darüber hinaus den Appetit, den Gallenfluß und die Verdauung anregen. Bekannt für ihre gallentreibende Wirkung sind Löwenzahn und Artischocken. Als Hauptwirkstoff der Artischocken gilt das *Cynarin*. Es wird neuerdings auch medizinisch genutzt, um erhöhte Blutfettwerte zu senken. Der Bitterstoff hemmt den Fettabbau im Körper, wodurch weniger Fettbestandteile ins Blut gelangen. Zusätzlich wird durch den angeregten Gallenfluß mehr Cholesterin verbraucht, das ein Baustein der Gallensäuren ist. Die Erhöhung des Gallenflusses erklärt auch die wohltuende Wirkung eines Gläschens Cynars nach einem üppigen Essen. Der bittere Schnaps wird nämlich aus Artischocken hergestellt.

Die phenolsäurereichen Heidelbeeren sind ein beliebtes Mittel bei Durchfall. Es werden entweder die getrockneten Früchte eingenommen, oder aus den Beeren und Wasser wird ein Extrakt gekocht, von dem anschließend jeden Tag ein Glas getrunken wird. Meist bessert sich der Durchfall und damit verbundene Gärungserscheinungen schnell. Getrocknete Heidelbeeren sind in der Apotheke erhältlich und werden auch heute noch von einigen Kinderärzten verschrieben. Im frischen Zustand können die blauen Beeren jedoch gerade das Gegenteil bewirken.

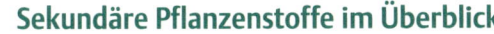 Sekundäre Pflanzenstoffe im Überblick

Karotinoide

Karotinoide sind als rote und gelbe Farbstoffe im Pflanzenreich häufig vertreten. Am bekanntesten ist das Betakarotin, das in fast allen orangefarbenen Obst- und Gemüsearten sowie in grünblättrigem Gemüse vorkommt und eine Vorstufe des Vitamin A darstellt. Karotinoide schützen die Pflanzenzelle vor Oxidation und damit vor Verderb. Auch im Körper des Menschen wirken sie als Antioxidantien; darüber hinaus wehren sie Krebs ab, stimulieren das Immunsystem und wirken sich senkend auf den Cholesterinspiegel aus.

Phytosterine

Phytosterine kommen vor allem in fettreichen Samen vor, wie Sonnenblumenkerne, Sesamsamen oder Sojabohnen. Sie haben einen ähnlichen Aufbau wie das tierische Cholesterin, jedoch eine geradezu entgegengesetzte Wirkung. Sie können den Cholesterinspiegel senken und im Dickdarm einer Krebsentstehung vorbeugen.

Saponine

Saponine sind im Pflanzenreich weit verbreitet, besonders häufig kommen sie in Hülsenfrüchten vor. Bisher galten sie als schädlich, weil sie die roten Blutkörperchen schädigen können. Mittlerweile schätzt man aber ihre gesundheitsfördernden Wirkungen. Da die Saponine nur in geringen Mengen vom Körper aufgenommen werden, wirken sie vorwiegend im Magen-Darm-Trakt. Dort können sie Krebs abwehren, Mikroorganismen unterdrücken, den Cholesterinspiegel senken und Entzündungen hemmen.

Glucosinolate

Glucosinolate sind scharf schmeckende Aromastoffe, die Senf, Meerrettich, Kohl und anderen Gemüsen ihren typischen Geschmack verleihen. Erst wenn das Gemüse zerkleinert wird, werden die aromatischen und bioaktiven Verbindungen wie Isothiocyanate, Thiocyanate und Indole frei. Sie können Krebs vorbeugen und unerwünschte Mikroorganismen vertreiben.

Polyphenole

Zu den Polyphenolen zählt eine Vielzahl unterschiedlicher Verbindungen wie Phenolsäuren, Hydroxyzimtsäuren und Flavonoide. Sie kommen in allen Pflanzen vor, am häufigsten das Flavonoid Quercetin sowie die Hydroxyzimtsäuren Kaffeesäure und Ferulasäure. Flavonoide färben die Pflanzen gelb und rot bis violett und sind beispielsweise in gelben Zwiebeln, Kirschen und Rotkohl reichlich vorhanden. Die Polyphenole befinden sich überwiegend in den Randschichten von Gemüse, Obst, Getreide und anderen Samen, um das darunterliegende Gewebe vor oxidativem Verderb zu schützen. Auch beim Menschen wirken sie antioxidativ sowie gerinnungshemmend, beugen Krebs vor, unterdrücken Mikroorganismen, fördern die Immunabwehr und regulieren den Blutdruck sowie den Blutzuckerspiegel.

Protease-Inhibitoren

Protease-Inhibitoren stecken in allen Hülsenfrüchten, insbesondere in Sojabohnen. Sie sorgen dafür, daß die Samen ihre Eiweißreserven erst abbauen, wenn sie keimen sollen. Auch im Menschen können die Protease-Inhibitoren eiweißspaltende Enzyme hemmen. Deswegen galten sie bisher als schädlich. Heute weiß man jedoch, daß sie überwiegend nützlich sind, da sie der Krebsentstehung vorbeugen, vor Oxidationen schützen, den Blutzuckerspiegel regulieren und Entzündungen hemmen können.

Terpene

Terpene kommen als aromatische ätherische Öle in vielen Pflanzen vor, z. B. Limonen in Zitronen, Menthol in Minze und Carvon in Kümmel. Insbesondere Limonen und Carvon zeigten sich im Tierversuch nützlich in der Krebsabwehr.

Phytoöstrogene

Phytoöstrogene kommen vorwiegend in Sojabohnen sowie in Getreide, in geringeren Mengen aber auch in Gemüse vor. Die pflanzlichen Hormone ähneln in Aufbau und Wirkung den Östrogenen, die im menschlichen Organismus gebildet werden. Sie können eine schwache Hormonwirkung, aber auch eine Antiöstrogenwirkung ausüben. Daher können sie hormonell bedingten Krebsarten wie Brust- und Gebärmutterkrebs vorbeugen. Zu den Phytoöstrogenen zählen die Isoflavonoide sowie die Lignane.

Sulfide

Sulfide sind schwefelhaltige Verbindungen, die vor allem in Knoblauch, Zwiebeln und Lauch zu finden sind. Sie geben diesen Gemüsen ihr scharfes Aroma. Die bioaktiven Verbindungen entstehen erst, wenn das Gemüse geschnitten oder gekaut wird. Besonders Knoblauch enthält viele Sulfide, die gegen Mikroorganismen, Oxidationen und Krebs wirken. Darüber hinaus beeinflussen sie die Blutgerinnung und das Immunsystem.

Phytinsäure

Phytinsäure kommt überwiegend in den Randschichten von Getreide, Hülsenfrüchten und Ölsaaten vor. Sie dient den Pflanzen als Speicher für Phosphor. Da Phytinsäure Mineralstoffe wie Eisen und Zink bindet und für den Menschen wertlos macht, galt sie lange Zeit als unerwünscht. Mittlerweile schätzt man jedoch ihren positiven Einfluß auf den Blutzuckerspiegel sowie ihre krebsvorbeugende Wirkung.

Der bioaktive Speiseplan

An apple a day – keeps the doctor away.

Englisches Sprichwort

☰ Pflanzliche Lebensmittel an erster Stelle

Wenn Sie angesichts der vielen Wirkungen und Substanzen gar nicht mehr so recht wissen, was Sie eigentlich essen sollen, trösten Sie sich. Selbst Wissenschaftler, die sich seit Jahren mit den bioaktiven Substanzen beschäftigen, können nicht sagen, ob Brokkoli gesünder ist als Knoblauch oder dicke Bohnen besser vor Krebs schützen als Joghurt. Letztendlich kommt es auch gar nicht darauf an, einzelne besonders wirksame Gemüsesorten herauszupicken. Die Natur hat nicht umsonst die vielen unterschiedlichen Wirkstoffe auf alle pflanzlichen Lebensmittel verteilt. Viel wichtiger ist es, von allem etwas zu essen, so daß die ganze Bandbreite der bioaktiven Substanzen genutzt wird. Diese kommen fast ausschließlich in pflanzlichen Lebensmitteln vor. Tierische Lebensmittel mit Ausnahme von fermentierten Milchprodukten enthalten kaum Schutzfaktoren.

Ganz oben auf Ihrem bioaktiven Speiseplan sollten daher pflanzliche Lebensmittel stehen – allen voran Gemüse und Obst. Aber auch Vollkornprodukte wie Vollkornbrot, Naturreis oder Vollkornnudeln, Nüsse und Samen, Kräuter und Gewürze, Pflanzenöle sowie milchsaure Produkte gehören zu einer Kost, die reich an gesundheitsfördernden Substanzen ist. Fleisch, Fisch und Eier spielen dagegen nur eine untergeordnete Rolle. Sie können bis zu zweimal pro Woche den Speiseplan ergänzen, sollten aber nicht täglich gegessen werden. Zurückhaltung ist auch bei allen anderen fetten Lebensmitteln wie Öl, Butter, fettem Käse, Sahne sowie fetthaltigen Fertigprodukten wie Pizza, Döner, Currywurst und Kuchen angesagt. Denn eine fettreiche Nahrung steht ebenfalls in Verdacht, Krebs sowie Herz-Kreislauferkrankungen auszulösen oder zu fördern.

Obst und Gemüse

Etwa 400 bis 500 Gramm Gemüse und Obst pro Tag inklusive 30 Gramm Hülsenfrüchte, Nüsse und Samen empfiehlt die Weltgesundheitsorganisation (WHO), um sich vor Krankheiten zu schützen. Davon sind wir Deutschen allerdings noch weit entfernt. Besonders Männer sind regelrechte Gemüsemuffel: Nur etwa 45 Prozent essen täglich Gemüse und lediglich 20 Prozent lassen sich jeden Tag einen Salat schmecken. Entsprechend gering sind die durchschnittlichen Mengen, die auf den Tisch kommen. Gerade einmal 150 Gramm Gemüse und knapp 100 Gramm Obst verspeist der deutsche Mann im Schnitt pro Tag. Das ist weniger als eine große Möhre und ein großer Apfel. Frauen essen zwar etwas mehr, aber bei weitem noch nicht genug, um ausreichend bioaktive Substanzen aufzunehmen.

Dabei ist es gar nicht schwer, auf 500 Gramm zu kommen. Zwei Stück Obst, beispielsweise einen Apfel zum Frühstück und eine Orange als Zwischenmahlzeit, sowie ein großer Salat und ein warmes Gemüsegericht reichen bereits aus. Für den Hunger zwischendurch sind auch Möhren, Gurken oder Paprika herrlich erfrischend und machen nicht viel Arbeit bei der Zubereitung.

Die Auswahl dürfte nicht schwerfallen. Denn es gibt keine Lebensmittelgruppe, die so viele verschiedene Farben, Formen und Geschmacksrichtungen zu bieten hat wie Gemüse und Obst. Mögen Sie es lieber zart und mild, dann sind Spargel, Zucchini, Gurken, Erbsen, Fenchel und Spinat das Richtige für Sie. Wer etwas herzhafteres bevorzugt, greift zu Zwiebeln, Weißkohl, Rotkohl, Lauch, Kohlrabi oder Sellerie. Für ganz Scharfe bieten sich Rettich, Radieschen, Meerrettich und Knoblauch an. Probieren Sie auch einmal Gemüsearten aus, die nicht in jedem Supermarkt zu finden sind. Viele dieser alten Sorten sind besonders aromatisch und reich an bioaktiven Substanzen. Zum Beispiel der Grünkohl, der häufig als Arme-Leute-Essen abgestempelt wird, oder die Sellerie, die an der Spitze der krebsvorbeugenden Lebensmittel steht. Aber auch Pastinaken, Herbstrüben, Mangold oder Petersilienwurzeln haben einiges zu bieten – an Geschmack und gesunden Inhaltsstoffen. Am ehesten finden Sie solche Gemüse auf dem Markt, im Naturkostladen oder Reformhaus.

Ebenfalls etwas in Vergessenheit geraten sind *milchsaure Gemüse* mit ihren wertvollen Milchsäurebakterien. Insbesondere in den Winter- und Frühjahrsmonaten, wenn das Angebot an frischem Gemüse etwas geringer ist, können sie für Abwechslung sorgen. Nicht nur Sauerkraut schmeckt lecker, auch Bohnen, Gurken, Möhren und vieles andere mehr lassen sich milchsauer einlegen. Frisches Sauergemüse wird in Reformhäusern, Bioläden und asiatischen Geschäften angeboten.

Am wertvollsten sind Obst und Gemüse, wenn sie frisch, also unerhitzt, verzehrt werden. Denn dann enthalten sie noch alle wichtigen Bestandteile in voller Menge. In verschiedenen Studien wurde festgestellt, daß unerhitztes Gemüse und Obst am besten vor Krebs schützt. Durch Schälen und Kochen werden nämlich viele der bioaktiven Substanzen in ihrer Wirkung zerstört (siehe S. 88 f). Mit Ausnahme von Kartoffeln, grünen Bohnen, Auberginen und Holunderbeeren lassen sich alle Obst- und Gemüsearten unerhitzt verzehren. Als Salat oder pur sättigen sie besonders gut und enthalten meist sehr wenig Kalorien. Für alle, die auf ihre Figur achten wollen, sind Gemüse und Obst daher die idealen Schlankmacher. Besonders wenn sie als Salat vor der Hauptmahlzeit gegessen werden, sorgen sie dafür, daß in den Magen nicht mehr soviel von dem meist kalorienreicheren Hauptgang hineinpaßt.

Gemüse und Obst aus Dosen oder Gläsern oder in Fertigmenüs sollten Sie lieber meiden. Sie enthalten meist nur noch wenig sekundäre Pflanzenstoffe, dafür reichlich Salz oder Zucker. Auch tiefgefrorenes Grünzeug ist nur die zweite Wahl. Frisches beziehungsweise sachgerecht gelagertes Gemüse ist heute überall und das ganze Jahr über erhältlich.

Hülsenfrüchte

Ob im Kampf gegen Krebs, zur Senkung des Blutzuckerspiegels oder bei zu hohen Cholesterinwerten – Hülsenfrüchte zeigen ungeahnte Wirkungen. Schade, daß die wertvollen Früchtchen in unserer heutigen Kost weitgehend in Vergessenheit geraten sind. Linsensuppe, die früher regelmäßig auf den Tisch kam, ist heute als Arme-Leute-Essen verpönt. Zu unrecht, wie die Speisekarten der Gourmet-Restaurants zeigen: Linsensalat in Kräuter-Vinaigrette, Rote Bohnen an Weinsauce, Süppchen von Champagnerlinsen und derlei Leckereien mehr zählen heute zu den Feinschmeckergerichten. Auch in die Privathaushalte sollten die schmackhaften Samen aus der Hülse wieder Einzug halten. Wem es an Ideen fehlt, diese zuzubereiten, kann sich in der internationalen Küche umschauen. In vielen Ländern der Welt zählen Hülsenfrüchte noch heute zu den Grundnahrungsmitteln. In Indien sind würzige Currys aus Linsen, Erbsen und Kichererbsen Nationalgericht. Südamerikaner sind Meister in der Zubereitung von Bohnen, und die nordafrikanische Küche hat feine Pasteten und Küchlein aus Bohnen und Kichererbsen zu bieten. Für Deutschland hat die vollwertige Küche die Hülsenfrüchte neu entdeckt: Rezepte für Linsengratins, Kichererbsenaufstriche und cremige Erbsensuppen finden Sie in fast jedem Vollwertkost-Kochbuch.

Damit Bohnen & Co nicht schwer im Magen liegen oder unangenehme Gase verursachen, gibt es einige Tricks: Zunächst sollten Sie die harten Samen mehrere Stunden in Wasser einweichen, anschließend ohne Salz gut weichkochen und ausquellen lassen. Welche Wassermengen die einzelnen Hülsenfrüchte benötigen, können sie der Tab. 5 entnehmen. Werden einige Kümmel-, Fenchel- oder Kreuzkümmelsamen zum Kochwasser dazugegeben, sind Linsen und Artgenossen noch bekömmlicher, denn sekundäre Pflanzenstoffe aus diesen Gewürzen verhindern Blähungen.

Tab. 5   Flüssigkeitsmenge, Einweich- und Garzeiten von Hülsenfrüchten

	Flüssigkeits-menge	Einweichen	Garzeit in Minuten
Kichererbsen	3 – 4fach	ja	60 – 90
Erbsen	3 – 4fach	ja	60 – 90
Sojabohnen	3,5fach	ja	60 – 80
Bohnen	3 – 4fach	ja	45 – 60
Mungobohnen	3fach	ja	30 – 45
Linsen, ungeschält	2,5 – 3fach	nein	20 – 30
Linsen, geschält	2,5fach	nein	10 – 15

Nüsse, Samen und Sprossen

Fettlösliche sekundäre Pflanzenstoffe finden sich häufig in Nüssen sowie in Leinsamen, Sesam, Sonnenblumen- und Kürbiskernen. So enthalten Sesamsamen besonders viel Phytosterine, die einen hohen Cholesterinspiegel günstig beeinflussen. Die feinen Samen schmecken in Müsli, Quarkspeisen, Salaten und Backwaren, aber auch in herzhaften Gemüsegerichten sehr lecker. Auch in den Ölen aus Sonnenblumenkernen oder Sesam bleiben die gesundheitsfördernden Stoffe erhalten. Zu Mus gemahlen können Nüsse und Sesam gut anstelle von Butter aufs Brot gestrichen werden. Da die nussigen Kerne jedoch bis zu 60 Prozent Fett enthalten, sollten Sie nur in kleinen Mengen verwendet werden.

Aus den meisten Samen lassen sich knackige *Sprossen* ziehen. Die frischen Keimlinge enthalten nicht nur sekundäre Pflanzenstoffe, sondern auch Vitamine und Mineralstoffe satt. Geeignet für die Sprossenzucht sind Sonnenblumenkerne, Sesam, Kresse, Alfalfa, Senf, Radieschen, aber auch alle Hülsenfrüchte und Getreidearten. Sprossen von Bohnen, Erbsen, Linsen und Kichererbsen sollten vor dem Verzehr wenige Minuten in heißem Wasser blanchiert werden oder in der warmen Speise mitgaren, damit unerwünschte Inhaltsstoffe zerstört werden. Je nach Sorte schmecken die jungen Pflänzchen von nussig mild über süßlich bis scharf. Sie bringen eine frische Note an Müslis, Salate, Quarkspeisen und Suppen. Da die zarten Sprossen nur selten im Handel angeboten werden, werden sie am besten selbst gezogen. Das ist ganz einfach und erfordert wenig Zeit. Sie benötigen dafür entweder ein Keimgerät, das es in den meisten Haushaltswarengeschäften zu kaufen gibt, oder einfach nur ein Einmachglas und ein feines Sieb.

So züchten Sie Sprossen:

– Weichen Sie zunächst 3–4 Eßlöffel Samen in der vierfachen Menge an Wasser in einem Einmachglas ein.
– Nach ungefähr 12 Stunden können Sie das Wasser über einem Sieb abgießen und die Samen mit frischem Wasser abspülen. Die tropfnassen Samen wieder ins Glas geben.
– Stellen Sie die Samen an einen zimmerwarmen, hellen Platz, und spülen Sie sie jeweils morgens und abends ab.

– Nach 3–6 Tagen zeigen die Samen feine Wurzeln oder auch schon erste Blättchen und können gegessen werden. Im Kühlschrank lassen sie sich noch einige Tage aufbewahren, sollten aber weiterhin regelmäßig gespült werden.

═══ Kräuter und Gewürze

Besonders reich an sekundären Pflanzenstoffen sind Kräuter und Gewürze. Die Stoffe geben den Blättern, Wurzeln und Samen nicht nur ihr unverwechselbares Aroma, sondern sind auch für die zahlreichen gesundheitsfördernden Wirkungen verantwortlich. So ist bekannt, daß Kümmel, Fenchel und Anis krampflösend wirken, Salbei, Nelken und Pfeffer Bakterien unterdrücken und Ingwer gegen Krebs vorbeugt. Grund genug, wieder öfter einmal ins Gewürzregal zu greifen. Dabei sollten nicht nur Pfeffer, Salz und Paprika zum Einsatz kommen, sondern auch exotischere Gewürze wie Kurkuma, Kreuzkümmel, Koriander und andere sind sehr zu empfehlen. Sie tun Ihrer Gesundheit gut und geben den Speisen ein tolles Aroma.

Kräuter schmecken am besten zu Salaten, Suppen und Getreidegerichten oder einfach auf ein Butter- oder Quarkbrot. Ob Petersilie, Schnittlauch, Kerbel, Borretsch, Thymian oder Basilikum, die Auswahl ist riesengroß. Am schönsten ist es natürlich, wenn die Kräuter im eigenen Garten, auf dem Balkon oder der Fensterbank wachsen können. Mittlerweile werden aber auch auf dem Wochenmarkt oder im Lebensmittelhandel viele frische Kräuter angeboten.

Frisches Grün sollte möglichst nicht erhitzt werden, damit die wertvollen Inhaltsstoffe nicht verlorengehen. Am besten geben Sie die frischen Blätter und Stengel erst nach dem Kochen ans Essen. Getrocknete Kräuter entwickeln dagegen beim Garen erst ihr volles Aroma. Sie können ruhig einige Minuten mitkochen.

=== Vollkornprodukte

Die wertvollen Inhaltsstoffe von Getreide finden sich überwiegend in den Randschichten der Körner. Vitamine, Mineralstoffe, Ballaststoffe sowie sekundäre Pflanzenstoffe machen die unscheinbaren Körner so wichtig für eine gesunderhaltende Ernährung. Sie beugen Krebs vor und regulieren den Blutzucker- und Cholesterinspiegel. Es ist daher die reinste Verschwendung, daß für herkömmliche Getreideprodukte wie Mehl, Reis, Nudeln oder Brot sowohl die Randschichten als auch der Keim entfernt werden. Übrig bleibt der weiße Mehlkörper, der außer Stärke nicht viel zu bieten hat. Gewöhnliches Haushaltsmehl enthält nur noch 10 Prozent der urspünglichen Ballaststoffe und Polyphenole. Der wertvolle Rest wandert als Abfallprodukt ins Tierfutter. Auch andere bioaktive Substanzen wie Phytinsäure und Lignine, die sich günstig auf das Krebsgeschehen und den Blutzuckerspiegel auswirken, gehen verloren.

Wer sich diese gesundheitsfördernden Inhaltsstoffe nicht entgehen lassen will, sollte daher zu Produkten aus dem vollen Korn greifen. Die Vollkorn-Palette bietet zudem viel mehr Auswahl als die üblichen Backwaren und Nudeln aus weißem Mehl. Denn aus den ganzen Getreidekörnern können nicht nur Nudeln, Brot, Backwaren und Flocken hergestellt werden, die Körner schmecken auch solo sehr gut. Hirse, Buchweizen, Hafer und Grünkern können wie Reis gekocht werden und ergeben schmackhafte Beilagen oder Grundlagen für Risottos und Aufläufe. Geschrotet und gekocht eignen sich fast alle Getreidearten für Bratlinge, Aufläufe und Eintöpfe. Das frisch gemahlene Mehl kann zum Backen und Binden von Saucen und Suppen verwendet werden. Außerdem lassen sich aus den kleinen Körnern auch frische, knackige Sprossen ziehen, die eine ideale Zutat für Müslis, Salate oder Eintöpfe sind. Erzeugnisse aus dem vollen Korn erhalten Sie in Naturkost- und Reformwarenläden. Dort können Sie die harten Körner auch zu feinem Mehl oder grobem Schrot mahlen lassen.

Mittlerweile bieten auch viele Supermärkte Getreidekörner und Vollkornprodukte an. Doch Vorsicht! Nicht alles, was nach Vollkorn aussieht, enthält auch die Bestandteile des ganzen Korns. Insbesondere verschiedene dunkle Brote, sogenannte Mehrkorn-, Schrot- oder Sechskornbrote, sind meist regelrechte Attrappen. Außer ein paar ganzen Körnern und etwas braunem Farbstoff haben diese Brote nicht viel Vollkorniges zu bieten. Verlangen Sie richtiges Vollkornbrot, denn nur das muß auch aus Vollkornmehl hergestellt sein.

Damit Ihnen die Auswahl leichterfällt, nachfolgend eine kleine Getreidekunde:

Weizen ist die am häufigsten verwendete Getreideart. Das Mehl eignet sich für alle Backwaren, zur Nudelherstellung und zum Binden von Saucen und Suppen. Im Müsli schmecken die braun-gelben Körner auch geschrotet oder zu Flocken gequetscht sehr lecker.

Dinkel ist ein Verwandter des Weizen und läßt sich wie dieser verwenden. Besonders gut ist er zum Backen geeignet.

Grünkern ist Dinkel, der vor der Reife geerntet und unter Hitze nachgetrocknet, gedarrt wird. Er hat einen leicht rauchigen Geschmack und eignet sich daher für alle herzhaften Suppen, Aufläufe und Eintöpfe sehr gut.

Roggen ist unser typisches Brotgetreide. Die grauen Körner schmecken aber auch geschrotet in Eintöpfen oder als Keimlinge hervorragend.

Gerste enthält einige Schleimstoffe und ist daher für sämige Suppen und Eintöpfe gut geeignet. Lecker schmeckt sie auch als Gerstenflocken im Müsli.

Hafer ist in Flockenform am bekanntesten. Aber auch als ganzes Korn gekocht sowie geschrotet, in Suppen und Breien schmecken die fetthaltigen Körner gut.

Reis sollte immer als Vollkornreis gegessen werden. Außer als ganzes Korn kann er auch als Bindemittel für Saucen und Puddings gemahlen werden. Eine besondere Spezialität ist der Wildreis.

Hirse schmeckt als ganzes Korn oder Mehl in herzhaften und süßen Speisen gut. Hirsemehl kann auch gemeinsam mit Weizen verbakken werden und ist ein gutes Bindemittel für Saucen und Puddings.

Mais ist so hart, daß er meist fertig gemahlen oder geschrotet als Maismehl bzw. Polenta angeboten wird. Aus Polenta lassen sich schmackhafte Breie, Aufläufe und Schnitten zubereiten. Er ist nicht zu verwechseln mit Gemüsemais, der in frischer Form als Kolben oder Körner angeboten wird.

Buchweizen ist zwar botanisch gesehen kein Getreide, läßt sich aber wie dieses zubereiten. Als ganzes Korn gekocht paßt er zu herzhaften Aufläufen und Eintöpfen. Das Mehl zusammen mit Weizenmehl verbacken ergibt ein angenehm mürbes Gebäck.

Quinoa und Amarant sind ebenfalls keine Getreide. Die kleinen Körner kommen ursprünglich aus Süd- und Mittelamerika und werden heute überwiegend von dort sowie aus den USA importiert. Sie schmecken als Beilage sowie in Suppen und Aufläufen lecker.

Milch und Milchprodukte

Milch und Milchprodukte wie Joghurt, Dickmilch, Quark, Sahne und Käse gehören zu einer ausgewogenen Ernährung dazu. Sie enthalten reichlich Vitamine und Mineralstoffe. Fettreiche Produkte wie Sahne, Crème fraîche und Käse sollten Sie allerdings sparsam dosieren. Ohne Bedenken zugreifen können Sie dagegen bei Joghurt und Dickmilch. Sie liefern weniger Fett und enthalten wertvolle Milchsäurebakterien, die sich günstig auf unsere Darmflora und Abwehrkräfte auswirken. Die Bakterien sorgen auch dafür, daß die Milch fest wird. Sie wandeln den Milchzucker in Milchsäure um, wodurch ein saures Milieu entsteht. Dieses bewirkt, daß das Eiweiß ausfällt und die Milch dick wird.

Am besten ist Joghurt ganz unverfälscht als Naturjoghurt. Es schmeckt prima im Müsli, in der Salatsauce oder als herzhafte Joghurtspeise mit Zwiebeln und Gurken. Wer mag, kann sich mit frischem Obst, Fruchtaufstrich oder Nußmus auch selbst ein Fruchtjoghurt zubereiten

– eine ideale Mahlzeit für zwischendurch. Die vielen bunten Fruchtvarianten und Milchmischzubereitungen, die der Handel anbietet, enthalten meist jede Menge Zucker und Aromastoffe. Außerdem sind sie teilweise wärmebehandelt und damit nicht mehr bioaktiv. Denn nur lebende Milchsäurebakterien zeigten sich in verschiedenen Untersuchungen als krebsvorbeugend und bakterienabweisend. Schauen Sie deshalb genau aufs Etikett, wenn Sie Joghurt kaufen. Eine Wärmebehandlung muß nämlich angegeben werden.

Neuerdings bieten etliche Hersteller auch spezielle Joghurts an, die mit sogenannten probiotischen Bakterien hergestellt werden. Das sind Milchsäurebakterien, die sich in Versuchen als besonders gesundheitsfördernd erwiesen haben. Diese neuen Produkte haben zwar recht abenteuerliche Namen wie LC1, ABC-Ferment oder ViFit, sie sind aber auch nichts anderes als Joghurt. Auch bei diesen Milchprodukten sollten Sie die Naturvariante bevorzugen und die gesüßten Waren im Regal stehen lassen.

Fette und Öle

Fette und fettreiche Nahrungsmittel werden von Ernährungswissenschaftlern zunehmend als ungünstig beurteilt. Mit gutem Grund, denn eine hohe Fettaufnahme hat sich als Risikofaktor für zahlreiche Erkrankungen erwiesen. Cremige Torten, triefende Pommes und speckige Würste stehen in Verdacht, Übergewicht, Herz-Kreislauferkrankungen und Darmkrebs auszulösen. Doch nicht das Fett an sich ist das Problem, sondern vielmehr die Menge und die Qualität. In Maßen genossen, ist Fett sogar überaus wichtig für unseren Körper, weil es ungesättigte Fettsäuren, fettlösliche Vitamine und sekundäre Pflanzenstoffe wie die Phytosterine liefert und dadurch die Blutfettwerte günstig beeinflussen kann. Außerdem können die fettlöslichen Vitamine nur mit Hilfe von Fett vom Darm in das Blut aufgenommen werden.

Besonders *pflanzliche Öle* sind reich an bioaktiven Substanzen. Aber auch Samen und Ölfrüchte wie Sonnenblumenkerne, Sesam, Kürbiskerne, Nüsse oder Oliven, aus denen die Öle gepreßt werden, versorgen uns mit wertvollen fettlöslichen Inhaltsstoffen. Am besten sind die

Öle, wenn sie nur mechanisch, das heißt mit Druck, aus den Samen herausgepreßt werden. Kaltgepreßt oder nativ ist die offizielle Bezeichnung dafür im Lebensmittelhandel. Steht dieser Hinweis nicht auf dem Etikett, wurde das Öl mit chemischen Hilfsmitteln gewonnen. Bei diesem Verfahren werden die fetthaltigen Bestandteile unter anderem mit Hilfe von Leichtbenzin aus den Samen und Ölfrüchten herausgelöst. Anschließend wird das Benzin verdampft und die trübe, übelriechende Flüssigkeit bei hohen Temperaturen gereinigt, damit sie überhaupt genießbar ist. Farb- und Aromastoffe gehen dabei weitgehend verloren. Raffinierte Pflanzenöle schmecken daher auch alle gleich – egal ob sie aus Sonnenblumenkernen, Distelsamen oder Raps hergestellt wurden. Ganz anders die kaltgepreßten Öle: Sie haben eine charakteristische Farbe und ein ganz individuelles Aroma. Dadurch geben sie Salaten und gedünstetem Gemüse eine ganz besondere Note.

Für belegte Brote und zum Backen ist die gute alte *Butter* nach wie vor das beste Fett – doch auch hier gilt: weniger ist mehr. Deutlich einschränken sollten Sie alle Lebensmittel, bei denen das Fett nicht auf den ersten Blick zu erkennen ist. In Wurst, einigen Fleischsorten, Käse, Kuchen und zahlreichen Knabber- und Süßwaren verstecken sich bis zu 50 Prozent Fett, aber so gut wie keine bioaktiven Substanzen. Sie sind daher für die tägliche Ernährung nicht empfehlenswert.

Fleisch, Fisch und Eier

Auch Fleisch und Wurst sind zunehmend in Verruf geraten. Problematische Inhaltsstoffe wie gesättigte Fette, Eiweiß und Purine sowie die zahlreichen Skandale von BSE über Schweinepest bis zu Salmonellen haben vielen den Appetit auf Schnitzel & Co vergehen lassen. Bei der Verarbeitung von Fleisch zu Wurst werden zusätzlich problematische, auch krebserregende Substanzen eingesetzt, wie Nitritpökelsalz zum Röten und Rauch in allen geräucherten Produkten.

Der Verzehr von Fleisch und Wurstwaren ist in den letzten Jahren kontinuierlich gesunken. Dieser Trend ist zu begrüßen, denn ohne Fleisch bzw. mit weniger Fleisch lebt es sich gesünder. Dies haben verschiedene Studien an Vegetariern und Vollwertköstlern ergeben. Menschen, die sich bevorzugt Gemüse, Obst und Getreide schmecken lassen, leben länger und sterben seltener an Krebs und anderen ernährungsabhängigen Erkrankungen. Fleisch, Wurst und Eier sollten daher nur eine Nebenrolle in der bioaktiven Ernährung spielen und nicht mehr als zweimal in der Woche gegessen werden.

Auch Fisch sollte wegen der fortschreitenden Überfischung der Ozeane und wegen des zum Teil hohen Fettgehalts nicht zu oft auf dem Speiseplan stehen. In Maßen genossen, ist er ein wertvolles Lebensmittel, das uns unter anderem mit ungesättigten Fettsäuren und Jod versorgt.

Nach bioaktiven Substanzen kann man in Fleisch und Wurst übrigens lange suchen. Diese gesundheitsfördernden Stoffe finden sich fast ausschließlich in pflanzlichen Lebensmitteln.

So könnte Ihr bioaktiver Speiseplan aussehen:

Frühstück: Am Morgen können Sie sich ein fruchtiges Müsli aus Getreideflocken, reichlich Obst, Joghurt sowie einigen Nüssen und Sonnenblumenkernen schmecken lassen.

Zwischendurch: Einige Möhren oder anderes Gemüse sowie ein Apfel stillen den Hunger zwischen den Mahlzeiten.

Mittagessen: Mittags sättigt ein großer Salatteller und anschließend ein Kartoffel-Gemüse-Gericht gut.

Nachmittags: Wer vor dem Abendbrot noch einmal Hunger verspürt, kann beispielsweise einen Joghurt mit etwas Nußmus, Obst und Honig essen.

Abendbrot: Als letzte Mahlzeit des Tages schmecken Käse- und Quarkbrote mit Rettich, Kresse und Tomaten lecker.

Wirkstoffe direkt vom Acker

Das Obst- und Gemüseangebot in den Supermärkten ist nicht immer das beste. Auch wenn die Äpfel und Tomaten frisch und appetitlich aussehen, haben sie meist schon einiges hinter sich. Sie waren oft wochenlang mit dem Schiff unterwegs oder wurden mit dem Lastwagen quer durch ganz Europa gefahren. In der Regel müssen die Früchte unreif geerntet und während der Überfahrt mit speziellen Gasen behandelt werden, damit sie die langen Transportwege gut überstehen und einigermaßen ansehnlich bei uns in den Geschäften ankommen. Einige Gemüse haben zudem kaum echte Sonnenstrahlen abbekommen oder sind nicht in richtiger Erde aufgewachsen. Damit das ganze Jahr über Tomaten, Salat und Gurken angeboten werden können, werden die Gemüse nämlich in beheizten Treibhäusern sowie auf speziellen Nährböden herangezogen. Denn Kopfsalat und Tomaten wachsen in unseren Breiten nun einmal nicht im Winter. Auch wenn das äußere Erscheinungsbild einigermaßen stimmt, leiden die inneren Werte doch erheblich. Ein wässriger Geschmack und eine blasse Farbe sind der beste Hinweis dafür, daß an sekundären Pflanzenstoffen nicht viel enthalten ist. Aroma- und Farbstoffe zählen nämlich ebenso zu den bioaktiven Substanzen wie andere Verbindungen, die mit dem bloßen Auge nicht zu erkennen sind.

Die Pflanzen bilden die meisten sekundären Pflanzenstoffe im Laufe ihrer Reifung. Dafür sind Sonnenlicht, Wasser und Nährstoffe aus dem Boden notwendig. In der Regel ist der Gehalt an sekundären Pflanzenstoffen am größten, wenn die Früchte, Wurzeln und Blätter an der Pflanze ausreifen können. Frisch geerntetes Obst und Gemüse enthält daher die meisten dieser wertvollen Substanzen. Doch nur wer einen Gemüsegarten hat, kommt in den Genuß ganz frischer Produkte. Alle anderen sind auf das Angebot im Handel angewiesen. Wer überlegt und geschickt auswählt, kann aber auch dort gut einkaufen.

Obst und Gemüse der Saison

Kaufen Sie bevorzugt Produkte, die gerade Saison haben (siehe Saisonkalender ab S. 96), das heißt, die natürlicherweise in der entsprechenden Jahreszeit reifen. Dann können Sie sicher sein, daß die Früchte und Blätter genügend Sonnenlicht abbekommen haben, um ausreichend sekundäre Pflanzenstoffe zu bilden. Im August geernteter Kopfsalat enthält beispielsweise 3- bis 5mal soviele Flavonoide wie im April geerntete Salatköpfe. Besonders die grünen Randblätter sind reich an den wichtigen Stoffen. Greifen Sie also nicht nur zu den blassen, zarten Köpfen, sondern ruhig auch einmal zu den kräftigen, grünen Pflanzen. Da viele Verbraucher die dunkleren Köpfe verschmähen, sind viele Gemüsebauern dazu übergegangen, die Salatköpfe abzudecken, damit die Blätter schön hell bleiben.

Gemüse der Saison hat auch den Vorteil, daß es weniger Nitrat enthält. Aus Nitrat können im Lebensmittel oder im Körper krebserregende Nitrosamine entstehen (siehe S. 35). Besonders in den Wintermonaten stellen die Lebensmittelkontrolleure regelmäßig erhöhte Nitratwerte in Treibhaussalat fest. Nach einer Richtlinie des Bundesgesundheitsministeriums dürfen Blattsalate im Winter höchstens 3500 Milligramm Nitrat pro Kilogramm enthalten. Im Sommer baut sich die unerwünschte Stickstoffverbindung schneller ab. Sommersalat darf daher nur bis zu 2500 Milligramm pro Kilogramm enthalten, wobei dieser Wert selten überschritten wird. Wer reichlich sekundäre Pflanzenstoffe ißt, verringert übrigens die Krebsgefahr ohnehin, da Antioxidantien die Umwandlung von Nitrat in krebserregende Nitrosamine verhindern können.

Saisongerechtes Obst und Gemüse gibt es vorwiegend in den Sommer- und Herbstmonaten. Nur wenige Arten wie Rosenkohl, Grünkohl, Lauch und Endiviensalat halten es auch bei frostigen Temperaturen auf dem Feld aus. In dieser Jahreszeit haben Lagerobst und -gemüse ihre Hochsaison. Möhren, Kohlrabi, Weißkohl, Sellerie, Äpfel und vieles mehr lassen sich unter geeigneten Bedingungen bis zu einem Jahr lang lagern. Im Laufe der Lagerung bauen sich zwar auch einige sekundäre Pflanzenstoffe ab, dies ist vermutlich aber immer noch eine bessere Alternative, als Grünzeug aus dem Treibhaus oder aus Übersee zu essen. Zusätzlich können winterfeste sowie milchsauer vergorene Gemüse den Speiseplan erweitern.

Regionale Produkte sind bioaktiver

Gemüse kann nur ausgereift und mit allen sekundären Pflanzenstoffen geerntet werden, wenn es in der Nähe der Anbauflächen verkauft wird. Beispielhaft sind die heimischen Gemüsebauern auf den Wochenmärkten. Sie ernten empfindliche Obst- und Gemüsearten wie Erdbeeren, Spinat, Radieschen und Blattsalat meist am frühen Morgen und verkaufen sie wenige Stunden später bereits an ihrem Marktstand. Auch viele Supermärkte und Gemüsegeschäfte werden mittlerweile täglich mit frischem Gemüse beliefert. Bei Produkten, die von weiter her kommen, ist dies allerdings nicht möglich. Besonders Waren aus Übersee, zum Beispiel Chile oder Neuseeland, sind oft Wochen von der Ernte bis zum Geschäft unterwegs. Sie müssen unreif geerntet werden und enthalten entsprechend wenig bioaktive Substanzen. Wenn Sie die Wahl haben, bevorzugen Sie Frischwaren aus der Region. Fragen Sie Ihren Gemüsehändler, wo seine Ware herkommt. Bei Obst und Gemüse muß zumindest das Herkunftsland angegeben sein.

Die Alternative: Biogemüse

Wer Wert auf Geschmack und Ökologie legt, kauft Obst und Gemüse aus anerkannt ökologischem Anbau. Bio-Produkte dürfen nicht in beheizten Gewächshäusern gezogen werden, und lange Transportwege werden so weit wie möglich vermieden. Sie sind daher die ideale Wahl für alle, die möglichst viele sekundäre Pflanzenstoffe aufnehmen möchten. Zusätzlich werden bei ihrem Anbau keine Schädlingsbekämpfungsmittel eingesetzt und die Umwelt weitgehend geschont.

Bio-Bauern sind es auch, die lange vergessene Gemüsearten wie Postelein, Pastinaken oder Petersilienwurzeln wieder anbauen und dafür sorgen, daß diese wertvollen Gemüsearten nicht aussterben. In den meisten Naturkostläden und auf vielen Wochenmärkten wird Frisches von Bio-Bauern aus der näheren Umgebung angeboten. Oft kann auch auf den Höfen direkt eingekauft oder eine Gemüsekiste abonniert werden, die dann jede Woche nach Hause geliefert wird. Einfacher geht Gemüseeinkauf nicht.

Produkte aus ökologischem Landbau sind zwar etwas teurer, aber ihren Preis wert. Denn im Biobetrieb ist erheblich mehr Handarbeit erforderlich, und pro Fläche wird weniger geerntet. Wir scheuen uns ja auch sonst nicht, Geld für unsere Gesundheit auszugeben, beispielsweise für Arzneimittel und Kosmetika! Die Investition in unsere Gesundheit macht sich wenigstens bezahlt: Wir fühlen uns fit und leistungsfähig und können unser Leben so richtig genießen.

=== Segensreiche Pflanzenzüchtungen?

Die Züchtung der Pflanzen wird bisher überwiegend von Ökonomen und Marketingstrategen diktiert. Ein möglichst hoher Ertrag und gleichmäßiges Aussehen sind die Ziele, auf die unsere Nutzpflanzen getrimmt werden. Hauptsache, der Verbraucher hat das Produkt erst einmal gekauft. Wie es dann schmeckt, ist zweitrangig. Es hat sich gezeigt, daß der Konsument ein kurzes Gedächtnis hat und fleißig wäßrige Tomaten aus Holland oder fade Äpfel aus Südtirol kauft. Wieviel Inhaltsstoffe der Apfel oder die Möhre enthalten, kann er sowieso nicht erkennen. So zeichnen sich neuere Apfelzüchtungen wie Golden Delicious oder Granny Smith dadurch aus, daß sie wesentlich weniger Vitamin C enthalten als alte Sorten, z. B. Berlepsch, Rosenapfel oder Gravensteiner. Auch eine moderne Goldparmäne kommt an eine alte Sorte in puncto Vitamine nicht heran.

Bei anderen gesundheitsfördernden Stoffen ist ebenfalls ein Verlust durch moderne Züchtungen zu befürchten. Untersuchungen dazu gibt es kaum. Nachdem bekannt ist, wie wichtig diese Substanzen für unsere Gesundheit sind, sollten Pflanzenzüchter vermehrt auf diese wertgebenden Inhaltsstoffe achten. Denn was nützt es uns, wenn die Tomate gut aussieht, ihre gesundheitsfördernde Wirkung aber weitgehend verloren hat. Dietrich Fritz, Professor für Gemüsebau an der Technischen Universität München/Weihenstephan, fordert daher, genau zu prüfen, ob die positiven Stoffe in Pflanzen durch Züchtung oder Anbaumaßnahmen vermehrt werden können.

Bioaktive Substanzen optimal genutzt

Frisches, unerhitztes Obst und Gemüse schützt uns am besten vor Krebs. Dies haben verschiedene epidemiologische Studien ergeben, die den Verzehr von Nahrungsmitteln mit der Häufigkeit der Krebserkrankungen verglichen haben. Italienische Wissenschaftler beispielsweise ermittelten, daß diejenigen Italiener, die viel frisches Obst und Gemüse essen, deutlich seltener an Krebs der unteren Atemwege und des Verdauungstrakts erkranken als ihre Landsleute.

Roh oder gekocht?

Wissenschaftler schlossen aus den Ergebnissen, daß unerhitzte Nahrung mehr Wirkstoffe gegen Krebs enthält als erhitzte Kost. Und tatsächlich haben weitere Untersuchungen ergeben, daß einige bioaktive Substanzen empfindlich auf Hitze reagieren und teilweise völlig zerstört werden.

Karotinoide aus grünblättrigem Gemüse wie Salat, Spinat und Grünkohl beispielsweise können durch Kochen ihre Wirksamkeit völlig verlieren. In gelb-orangen Gemüsearten wie Möhren oder Kürbis ist dieser krebsvorbeugende Pflanzenstoff jedoch relativ stabil gegenüber Hitze. Auch den Glucosinolaten , die sich ebenfalls in der Abwehr von Krebs hervorgetan haben, geht es im Kochtopf an den Kragen. Weißkohl, Blumenkohl, Kohlrabi und Rettich können durch Erhitzen bis zu 50 Prozent ihrer Antikrebswirkung verlieren. Wird Weißkraut zu Sauerkraut vergoren, bauen sich die Glucosinolate gleichfalls ab. Ein frischer Krautsalat oder ein knackiger Radi sind daher für die Krebsabwehr besser als gekochtes Kohlgemüse. Etliche andere biologisch aktiven Stoffe wie Milchsäurebakterien und Ballaststoffe büßen durch Hitze ebenfalls einen Teil ihrer Wirksamkeit ein.

Einige sekundäre Pflanzenstoffe lassen sich von Hitze und Verarbeitung jedoch nichts anhaben. Der Mainzer Wissenschaftler Dr. Rudolf Edenharder kam sogar zu dem überraschenden Ergebnis, daß das Erhitzen einiger Gemüsearten ihre schützende Wirkung sogar verstärkt.

Soll Obst und Gemüse geschält werden?

Nicht nur das Erhitzen schadet den bioaktiven Substanzen, auch bei anderen Verarbeitungsschritten gehen gesundheitsfördernde Stoffe verloren. Tomaten in Dosen beispielsweise enthalten nur noch einen Bruchteil der Flavonoide von frischen Tomaten. Dies liegt nicht daran, daß die Paradiesäpfel eingekocht wurden, denn Flavonoide sind recht hitzestabil. Vielmehr gehen die Flavonoide durch das Schälen der Tomaten verloren. Viele sekundäre Pflanzenstoffe, insbesondere Antioxidantien, sitzen direkt in der Schale. So befinden sich 50 Prozent der Kaffeesäure von Kartoffeln in der Schale, und bei Möhren sind es sogar 85 Prozent der gesamten Polyphenole. Dies hat für die Pflanze eine wichtige Bedeutung: Antioxidantien haben nämlich die Aufgabe, das darunterliegende Gewebe vor Sauerstoff zu schützen, der die Früchte schnell verderben lassen würde. Während der Lagerung bauen sich die Antioxidantien ab, daher verdirbt altes Gemüse auch schneller als frisch geerntetes.

Geschält werden sollten also nur solche Gemüse- und Obstarten, bei denen es unbedingt nötig ist, wie z. B. bei Zitrusfrüchten, Bananen, Kohlrabi oder Zwiebeln. In allen anderen Fällen sollten Sie das Schälmesser lieber zur Seite legen, zumindest wenn die Schale noch frisch und unversehrt ist. Auch beim Schälen von Orangen können Sie ruhig großzügig sein. In dem weißen Fruchtfleisch befinden sich nämlich besonders viel Flavonoide, die gegen Bakterien wirken. Viele Gemüsearten wie Möhren, Rettich und Gurken schmecken auch mit der Schale gut, wenn sie gründlich gewaschen werden.

Auch beim Getreide verbergen sich die meisten bioaktiven Substanzen wie Ballaststoffe, Ferulasäure und Phytinsäure in den Randschichten und dem Keimling. Durch das Verarbeiten zu Weißmehl und weißem Reis geht ein Großteil der gesunderhaltenden Stoffe verloren. Wer sich optimal schützen will, sollte daher Produkte aus dem vollen Korn bevorzugen.

=   Die richtige Lebensmittelverarbeitung

Um die bioaktiven Substanzen in Lebensmitteln optimal zu nutzen, sollten folgende Aspekte beachtet werden:

1. Essen Sie reichlich unerhitzte Lebensmittel

Die meisten Obst- und Gemüsearten schmecken unerhitzt sehr lecker. Als Ganzes oder zerkleinert und angemacht als Salat sollten sie täglich bei uns auf den Tisch kommen. Viele Menschen kennen als Salat nur Kopfsalat oder gerade noch Tomaten und Gurken. Schmackhafte Frischkost läßt sich jedoch aus fast allen Gemüsearten zubereiten. Probieren Sie doch einmal Rotkohl, Kohlrabi, Möhren, Rettich oder Sauerkraut als Salatzutat – mit gutem Essig und kaltgepreßtem Öl mariniert, werden sie zu einem Hochgenuß.

Auch Getreide kann unerhitzt verzehrt werden – geschrotet und in Wasser eingeweicht als Müslizutat oder als Keimlinge.

2. Waschen, aber nicht wässern

Um Schmutz und Schadstoffe zu entfernen, sollten alle unverarbeiteten Lebensmittel zunächst gründlich gewaschen werden. Auch bei Getreidekörnern und Hülsenfrüchten lohnt es sich, Staub und Dreck vor dem Kochen mit Wasser abzuspülen. Bei festem, stark verschmutztem Gemüse wie Möhren oder Sellerie leistet eine Gemüsebürste, mit der die Wurzeln unter fließendem Wasser abgeschrubbt werden, gute Dienste. Gemüse- und Obstarten mit glatter Oberfläche wie Gurken oder Äpfel sollten zusätzlich mit einem Tuch abgerieben werden, um Schadstoffe zu entfernen, die sich eventuell auf der Oberfläche festgesetzt haben. Auf keinen Fall sollte Gemüse längere Zeit im Wasser liegen, auch bei Endivien- und Chicoréesalat ist das bei den heutigen mild schmeckenden Züchtungen nicht mehr nötig. Sonst können nämlich wasserlösliche Inhaltsstoffe ausgeschwemmt werden und im Abfluß verschwinden.

3. Besser mit als ohne

Viele Lebensmittel können mit der Schale gegessen werden. Wer Obst und Gemüse aus anerkannt ökologischem Landbau kauft, braucht auch keine Angst vor Spritzmitteln und Oberflächenbehandlungsmitteln zu haben. Äpfel, Birnen, Möhren, Rettich, Rote Bete, Gurken und andere lassen sich mit Wasser und Gemüsebürste meist so gut reinigen, daß die Schale mitgegessen werden kann. Auch junge Kartoffeln schmecken mit Pelle viel aromatischer. Unschöne und grüne Stellen sollten allerdings ausgeschnitten und älteres Gemüse geschält werden.

4. Eile mit Weile

Zerkleinerte Lebensmittel sollten nicht lange an der Luft stehen bleiben. Am besten ist es, Gemüse und Obst erst kurz vor dem Verzehr zu zerkleinern bzw. zwischenzeitlich abzudecken und kühl zu stellen. Gegen das Braunwerden von Bananen oder Sellerie helfen einige Spritzer Zitronensaft.

5. Kurz und knackig

Je kürzer Gemüse erhitzt wird, desto besser. Langes Weichkochen in viel Wasser bekommt vielen gesundheitsfördernden Inhaltsstoffen schlecht, und auch der Geschmack leidet darunter. Mit dem Kochwasser werden nämlich wasserlösliche Bestandteile weggeschüttet. Besser ist es, das Gemüse über Wasserdampf zu dämpfen oder in wenig Wasser oder Fett zu dünsten. Wenn Sie Gemüse tropfnaß in den Topf geben und gleich den Deckel schließen, ist oft gar kein zusätzliches Wasser mehr nötig. Sinnvoll ist es auch, das Gemüse gleich zu Beginn des Garens zu salzen. Denn Salz entzieht dem Gemüse Wasser, das dann als Dünstfond dient. Lassen Sie Gemüse nicht länger als nötig auf der Flamme stehen. Mit etwas Biß schmecken Möhren, Brokkoli & Co viel aromatischer, und die Farbe bleibt besser erhalten.

Auch Kartoffeln werden entgegen alten Hausfrauenregeln gar, wenn sie nicht bis obenhin mit Wasser bedeckt sind. In wenig Wasser gekocht schmecken sie sogar wesentlich besser. Nicht mit Wasser geizen sollten Sie hingegen bei Getreide und Hülsenfrüchten. Diese trockenen Samen benötigen ausreichend Flüssigkeit, damit sie gut aufquellen und bei der Verdauung aufgeschlossen werden können. Wenn Sie die Samen vorher eingeweicht haben, können Sie das Einweichwasser zum Kochen verwenden. Getreide und Hülsenfrüchte sollten Sie immer erst salzen, wenn die Samen bereits weich gekocht sind. Salz im Wasser verzögert nämlich den Prozeß des Weichwerdens.

6. Nicht lange warmhalten

Vermeiden Sie es, Speisen über einen längeren Zeitraum warmzuhalten. Wenn ein Teil der Familie erst später zum Essen kommt, lassen Sie die Gerichte lieber abkühlen und wärmen Sie sie anschließend wieder auf. Das schont hitzelabile Nährstoffe. Reste werden über Nacht im Kühlschrank aufbewahrt.

Pillen statt Obst und Gemüse?

Gesundheit ist nicht alles, aber ohne Gesundheit ist alles nichts.
Arthur Schopenhauer

Die gesundheitsförderlichen Wirkungen der bioaktiven Substanzen klingen sehr vielversprechend. Am liebsten würden wir uns einen Cocktail aus 2 oder 3 Stoffen zusammenmixen und dadurch für immer und ewig vor allen Krankheiten gefeit sein. Pharmaunternehmen stehen bei den Forschungsinstituten bereits Schlange und würden lieber heute als morgen die wirkungsvollen Verbindungen in Pillenform auf den Markt bringen. Auch die Nahrungsmittelindustrie wittert das große Geschäft. Pläne für sogenannte Designer-Foods, bei denen die pflanzlichen Wirksubstanzen in maßgeschneiderte Lebensmittel eingebaut werden, liegen längst in der Schublade. Einzelne Produkte wie die probiotischen Joghurts lassen die Kassen bereits klingeln. Doch die Natur macht uns einen Strich durch die Rechnung.

Die bioaktiven Substanzen kommen in so großer Anzahl mit so vielen verschiedenen Wirkungen vor, daß nicht einfach 3 oder 4 Verbindungen ausgewählt werden können. Zumal ja erst der geringste Teil der über 20.000 sekundären Pflanzenstoffe erfaßt ist, geschweige denn alle Wirkungen bekannt sind. Es ist derzeit praktisch unmöglich, sämtliche bioaktiven Substanzen in einem Präparat unterzubringen. Würden einige spezielle Antikrebsstoffe oder Antioxidantien ausgewählt, besteht die Gefahr, daß andere ebenso wichtige Substanzen unter den Tisch fallen. Bis heute weiß niemand genau, wie ein optimaler Antikrebs-Cocktail anzurühren wäre. Brokkolipillen, wie sie bereits in den USA angeboten werden, sind daher mehr als fraglich.

Nach Ansicht von Dr. Petra Golding-Lang vom deutschen Institut für Ernährungsforschung in Potsdam-Rehbrücke spricht derzeit kaum etwas dafür, die in Obst und Gemüse vermuteten Stoffe in Form von Supplementen einzusetzen. Mit einer obst- und gemüsereichen Ernährung, dem erhöhten Verzehr von Vollkornprodukten und einem mäßigen Alkoholkonsum könne das Risiko beispielsweise für Darmkrebs ausreichend reduziert werden.

Viel hilft nicht immer viel

»Die Forschung über bioaktive Substanzen wirft gegenwärtig noch mehr Fragen auf als dadurch gelöst werden können«, gesteht Prof. P. Fürst vom Institut für Biologische Chemie und Ernährungswissenschaft der Universität Hohenheim ein. Ungeklärt sind unter anderem Nebenwirkungen sowie Wechselwirkungen mit anderen bioaktiven Substanzen oder Nährstoffen.

Auch die Ansicht »viel hilft viel«, gilt in der Natur meist nicht. Genauso wie eine Pflanze eingeht, wenn sie zuviel gedüngt und gegossen wird, kann auch der Mensch von den meisten Nähr- und Wirkstoffen nur eine gewisse Menge vertragen. Was darüber hinausgeht, ist entweder unwirksam und wird ausgeschieden oder ist giftig und richtet Schaden an. So können hohe Konzentrationen von Vitamin A oder Spurenelementen wie Selen lebensbedrohlich sein.

Auch für einige sekundäre Pflanzenstoffe haben Wissenschaftler festgestellt, daß nur ganz bestimmte Mengen nützlich sind und eine zusätzliche Zufuhr gar nichts ausrichten kann. Bei den Phytosterinen beispielsweise hört die günstige Wirkung auf den Cholesterinspiegel bei 3 Gramm pro Tag auf. Und wer mehr als 30 Milligramm Flavonoide aufnimmt, kann sein Risiko, an Herzinfarkt zu erkranken, nicht weiter senken.

Die beste Gewähr, alle wirksamen Stoffe in den richtigen Mengen aufzunehmen, ist nach wie vor, die entsprechenden Lebensmittel zu essen. Und zwar als ganzes, so wie sie uns von der Natur angeboten werden. Denn die Zusammenstellung dieser biologisch aktiven Substanzen in den Nahrungsmitteln hat sich seit Jahrtausenden bewährt, und der Mensch ist daran angepaßt. Zudem kann dadurch sichergestellt werden, daß auch die noch unerkannten Wirkstoffe mitverzehrt werden.

Auf eine gesunde Lebensweise kommt es an

Die Forderungen einiger Wissenschaftler, alle Menschen vorbeugend mit isolierten sekundären Pflanzenstoffen zu versorgen, erscheinen daher etwas vorschnell. Bioaktive Substanzen dürfen nicht als Reparaturwerkzeuge einer ungesunden Lebensweise mißverstanden werden. Es macht wenig Sinn, zu rauchen, viel Fett zu essen, exzessiv Alkohol zu trinken und gleichzeitig Antioxidantien in Pillenform zu schlucken. Genauso wie es auch der Katalysator beim Auto nicht schafft, unsere Luft sauber zu halten, solange insgesamt noch soviel Auto gefahren wird. Wer sich ernsthaft vor oxidativem Streß und Krankheiten schützen will, der muß eine gesündere Lebensweise praktizieren. Dazu gehört eine obst- und gemüsereiche Ernährung, die von Natur aus viele Antioxidantien enthält.

Es macht auch wenig Sinn, für am Reißbrett entworfene Designer-Foods die Lebensmittel erst so stark zu verarbeiten, bis nur noch einzelne Komponenten wie Kohlenhydrate und Eiweiße übrigbleiben, und diese anschließend wieder mit biologisch aktiven Inhaltsstoffen anzureichern. Viel besser wäre es, gleich das Getreide oder die Hülsenfrüchte zu essen, die als Ausgangsstoffe dienen.

Wird es zukünftig bioaktive Medikamente geben?

Es gibt sicherlich den einen oder anderen Wirkstoff, der in den nächsten Jahren gezielt bei bestimmten Krankheiten eingesetzt werden kann. Einige Substanzen haben sich bereits in der Praxis bewährt wie z. B. die Phytosterine bei Patienten mit erhöhten Cholesterinwerten. Solche isolierten Substanzen sind allerdings als Pharmaka einzustufen, wie andere pflanzliche Wirkstoffe auch, und haben als Zusätze in Lebensmitteln nichts zu suchen. Zuvor ist jedoch genau zu klären, ob hohe Konzentrationen schädlich sind oder die Wirkung anderer Nährstoffe behindern. Bis solche Arzneimittel erprobt sind und auf den Markt gelangen, können noch Jahrzehnte vergehen.

Zur Vorbeugung ernährungsabhängiger Erkrankungen ist eine Einnahme isolierter bioaktiver Substanzen daher wenig sinnvoll. Denn die Möglichkeiten, uns durch unsere Ernährung vor Krankheiten zu schützen, sind noch lange nicht ausgeschöpft. Viel einfacher und schmackhafter ist es, Obst und Gemüse direkt zu verzehren, anstatt eine Pille aus der Apotheke zu schlucken. Zudem läßt sich mit einer betont pflanzlichen Ernährungsweise gleich eine ganze Reihe von Risikofaktoren ausschalten: Wir nehmen weniger Kalorien, weniger Fett, weniger gesättigte Fettsäuren und weniger krebserregende Substanzen auf. Dadurch schützen wir unseren Körper auf eine umfassende Weise vor fast allen Stoffwechselerkrankungen. Auch unsere sinnlichen Bedürfnisse kommen nicht zu kurz. Essen, das gut aussieht, gut schmeckt und gut bekommt, macht nicht nur satt, sondern befriedigt auch in hohem Maße. Eine Pille, die das kann, wird es nie geben.

Saisonkalender heimischer Gemüsearten	Winter			Frühling			Sommer			Herbst		
	Jan.	Feb.	März	April	Mai	Juni	Juli	Aug.	Sept.	Okt.	Nov.	Dez.
Blattsalate	X	X	X	X	X	X	X	X	X	X	X	X
Blumenkohl						X	X	X	X	X		
Grüne Bohnen						X	X	X	X	X		
Brokkoli						X	X	X	X	X		
Chinakohl	X	X	X	X	X		X	X	X	X	X	X
Endiviensalat	X	X	X				X	X	X	X	X	X
Erbsen						X	X	X	X			
Feldsalat	X	X	X	X			X	X	X	X	X	X
Fenchel	X	X					X	X	X	X	X	X
Grünkohl	X	X								X	X	X
Gurken						X	X	X	X			
Kohlrabi	X	X			X	X	X	X	X	X	X	X
Kürbis	X	X						X	X	X	X	X
Lauch	X	X	X				X	X	X	X	X	X
Mangold				X	X	X	X	X	X	X		
Möhren	X	X	X	X	X	X	X	X	X	X	X	X

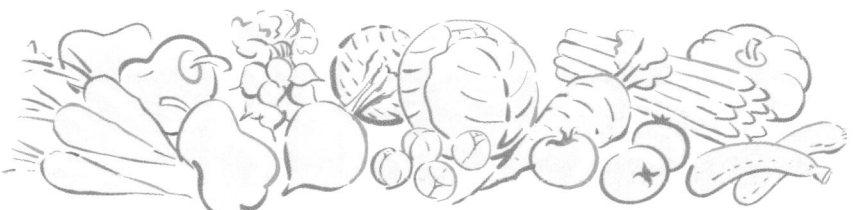

(Fortsetzung)	Winter			Frühling			Sommer			Herbst		
	Jan.	Feb.	März	April	Mai	Juni	Juli	Aug.	Sept.	Okt.	Nov.	Dez.
Paprika							■	■	■	■		
Pastinaken	■	■	■	■							■	■
Radieschen				■	■	■	■	■	■	■	■	
Rettich	■	■	■	■	■	■	■	■	■	■	■	■
Rosenkohl	■	■								■	■	■
Rote Bete	■	■					■	■	■	■	■	■
Rotkohl	■	■					■	■	■	■	■	■
Schwarzwurzel	■	■	■							■	■	■
Spargel				■	■	■						
Spinat				■	■	■	■	■	■	■	■	■
Steckrüben	■	■	■			■	■	■	■	■	■	■
Tomaten							■	■	■	■		
Topinambur	■	■	■							■	■	■
Weißkohl	■	■	■	■	■	■	■	■	■	■	■	■
Wirsing	■	■	■			■	■	■	■	■	■	■
Zucchini						■	■	■	■	■		

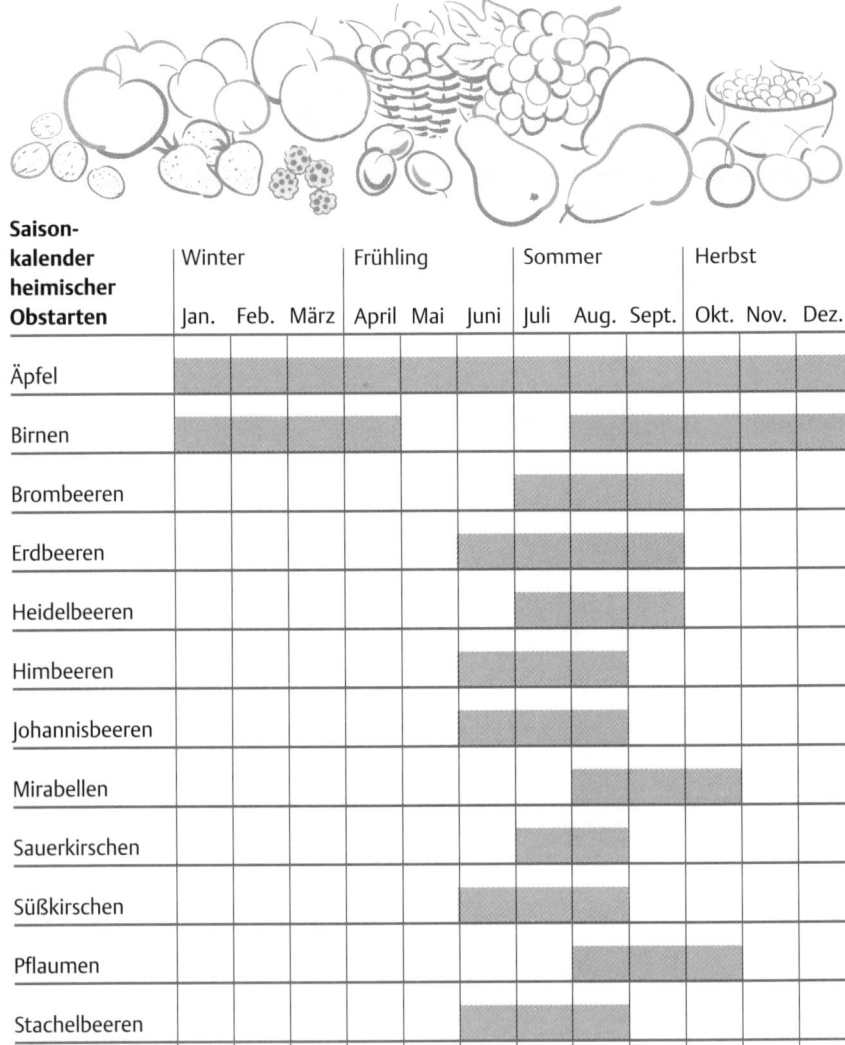

Saison-kalender heimischer Obstarten	Winter			Frühling			Sommer			Herbst		
	Jan.	Feb.	März	April	Mai	Juni	Juli	Aug.	Sept.	Okt.	Nov.	Dez.
Äpfel	■	■	■	■	■	■	■	■	■	■	■	■
Birnen	■	■	■	■				■	■	■	■	■
Brombeeren							■	■	■			
Erdbeeren						■	■	■				
Heidelbeeren							■	■				
Himbeeren						■	■					
Johannisbeeren						■	■					
Mirabellen								■	■			
Sauerkirschen							■					
Süßkirschen						■	■					
Pflaumen								■	■			
Stachelbeeren						■	■					
Tafeltrauben									■	■		

Weiterführende Literatur

Nachschlagewerke

Watzl, B; Leitzmann, C.: Bioaktive Substanzen in Lebensmitteln. Hippokrates, Stuttgart 1995

Koerber, K.v.; Männle, T,; Leitzmann, C.; Eisinger, M.; Watzl, B.: Vollwert-Ernährung. Konzeption einer zeitgemäßen Ernährungsweise. Haug, Heidelberg 1994

Kraus, L.; Carsten, J.: Heilpflanzen. Kleine Teekunde für den Hausgebrauch. Alltagsbeschwerden selbst behandeln. TRIAS, Stuttgart 1993

Pahlow, M.: Das große Buch der Heilpflanzen. Gräfe und Unzer, München 1985

Wenzel, P.: Pflanzliche Arzneimittel. Hilfe aus der Natur. Wort & Bild Verlag, Baierbrunn 1996

Anemueller, H.: Vollwerternährung – aber richtig. TRIAS, Stuttgart 1991

Kochbücher

Leitzmann, C.; Dittrich, K.; Kurz, C. u. G. Vegetarisch kochen und genießen. Falken, Niedernhausen 1993

Leitzmann, C.; Dittrich, K.; Kurz, C. u. G. Das Immunsystem stärken durch Vegetarische Küche. Falken, Niedernhausen 1996

Leitzmann, C.; Million, H. Vollwertküche für Genießer. Falken, Niedernhausen, 1996

Früchtel, I.: Gemüse gesund und raffiniert. Gräfe und Unzer, München 1991

Abbildungs- und Tabellennachweis

Abb. 1 nach Hertog u. a., Dietary antioxidant flavonoides and the risk of coronary heart diesease: The Zutpben Elderly Study. In: The Lancet 342, 1993, 1007 –1011; Abb. 3 nach Watzl u. Leitzmann, Bioaktive Substanzen in Lebensmitteln. Hippokrates 1995; Abb. 6 nach von Koerber, Ernährung bei Diabetes mellitus mit kohlenhydrat- und ballaststoffreichen, gering verarbeiteten Lebensmitteln. Wissenschaftlicher Fachverlag Gießen 1989; Abb. 7: Gesundheit und Medizin heute. Deutsches Rotes Kreuz. Weltbild Verlag 1995; Auflistung Seite 17 nach: Böhles, Radikalerkrankungen. In: Zeitschrift für Geriatrie 4, 1991, 358–372; Tabelle 1 nach Watzl u. Leitzmann, Bioaktive Substanzen in Lebensmitteln. Hippokrates 1995; Tabelle 3 nach Wyatt, Dietary intake of sodium, potassium and blood pressure in lacto-ovo-vegetarians. In: Nutrition Research 6 (15), 1995, 819–830.

Die nicht erwähnten Tabellen und Abbildungen wurden von den Autoren selbst zusammengestellt bzw. völlig neu gezeichnet.

Sachverzeichnis

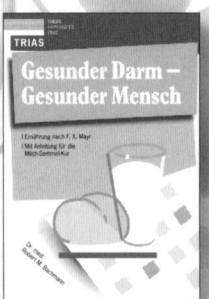
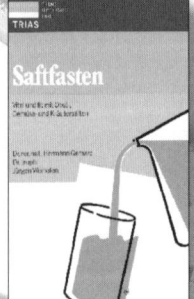
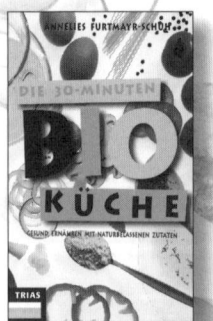
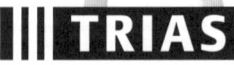

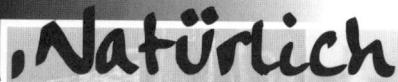
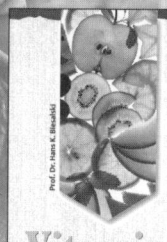
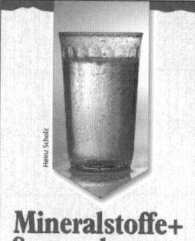
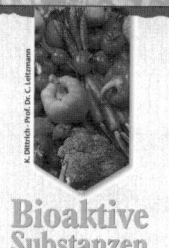

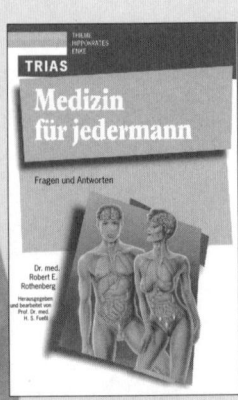
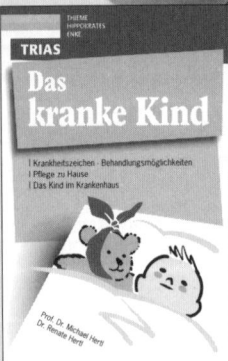
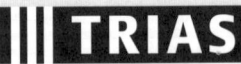